Ursula Isbel

ICH WILL NICHT MEHR

SCHNEIDER BUCH

Die Deutsche Bibliothek – Cip-Einheitsaufnahme

Isbel, Ursula:
Ich will nicht mehr / Ursula Isbel. – München : F. Schneider, 1996
(Offen & ehrlich)
ISBN 3-505-10282-2

Dieses Buch wurde auf chlorfreies,
umweltfreundlich hergestelltes
Papier gedruckt.

Schleißheimer Straße 267, 80809 München

Titelbild: Angelika Bachmann
Umschlaggestaltung: ART-DESIGN Wolfrath
Lektorat: Vera Fiebig
Herstellung/Satz: Gabi Lamprecht, 11' Times New Roman
Druck: Presse-Druck, Augsburg
Bindung: Conzella Urban Meister, München-Dornach
ISBN 3-505-10282-2

1

An einem Donnerstag im März verschwand Mike, den wir Bingo nannten. Das heißt, er kam nicht zur Schule. Später erfuhren wir, daß er schon Tage vorher nicht mehr zu Hause aufgetaucht war.

Keiner von uns hatte eine Veränderung an ihm bemerkt. Zumindest hatte niemand auf die Zeichen geachtet. Zeichen gibt es immer, wenn Leute Probleme haben. Bloß kümmert sich meistens keiner darum. Und nicht jeder kann sich einfach so vor andere hinstellen und sagen: Ich hab' Probleme, hilf mir.

Davon kann ich ein Lied singen.

Wir wußten alle, daß Bingo hascht. Harte Drogen schien er nicht zu nehmen. Er lebte bei seiner Mutter. Sein Vater war mit einer anderen Frau zusammen. Mehr wußte kaum einer von ihm. Auch ich nicht.

Ich habe eigene Probleme. Wer hat das nicht? Doch, es gibt ein paar Yuppies in unserer Schule, die es gut erraten haben. Sie machen sich eigentlich nur Sorgen darüber, wann sie endlich ein eigenes Auto von ihren Eltern kriegen oder ob sie in den Sommerferien nach Kalifornien fliegen dürfen.

Andere wieder wären froh, wenn sie ein eigenes Zimmer hätten. Ich zum Beispiel. Ich teile mein Zimmer mit meiner Schwester Angie. Angie ist ein Jahr jünger als ich, sieht aber älter aus. Sie benutzt jede Menge Schminktöpfe, und ich muß zugeben, daß sie hübscher ist als ich. Dabei sehen wir uns irgendwie ähnlich. Nur meine Nase ist etwas breiter als ihre, und meine Wimpern sind nicht so lang und meine Lippen nicht so voll. Außerdem hat sie ein Grübchen im linken Mundwinkel, um das ich sie schon mein ganzes Leben lang beneidet habe.

Dafür beneidet Angie mich um meine Figur. Ich bin schlanker und größer als sie. Sie wirkt ein bißchen pummelig, obwohl sie ständig eine neue Diät ausprobiert.

Doch die Jungen sehen Angie an, nicht mich, wenn wir zusammen auf der Straße gehen.

Bingo wurde als fehlend eingetragen. Als er dann weder am Freitag noch am kommenden Montag auftauchte, auch am Dienstag und Mittwoch nicht, rief jemand vom Sekretariat bei seiner Mutter an. Keiner hatte ein ärztliches Attest geschickt; das war es, was sie aufmerksam machte.

Was Mikes Mutter genau sagte, weiß ich nicht. Jedenfalls sickerte durch, daß sie geglaubt hatte, Bingo hätte bei Freunden gewohnt, wäre aber weiter zur Penne gegangen.

Sie fuhr zu seinen Freunden, die in einer Laubenkolonie am Stadtrand hausen. Doch da war er seit zwei Wochen nicht gewesen. Sie wußten auch nichts von Bingo. Das sagten sie jedenfalls.

Irgendwie geht es mir ziemlich unter die Haut, das mit Bingo. Ich mag seine scheue Art, die er hinter einem betont coolen Auftreten verbirgt. Die meisten denken, er wäre eingebildet; aber ich habe immer gespürt, daß er sich diesen Panzer nur zugelegt hat, damit ihm keiner zu nahe kommen und ihn verletzen kann. Manchmal, wenn er morgens ins Klassenzimmer kam – er tauchte meistens zu spät auf – und an meinem Stuhl vorbeiging, trafen sich unsere Blikke. Flüchtig nur, aber ich wußte es, und er wußte es auch. Mit der Zeit wartete ich schon darauf, daß Bingo als letzter hereinschlenderte, an mir vorüberging und mich ansah. Jetzt ist er fort.

2

Ich heiße Dagny. Das ist ein skandinavischer Frauenname. Bis vor drei Jahren fand ich meinen Namen total bescheuert. Viel lieber hätte ich Anna geheißen oder Katharina.

Heute sehe ich das anders. Mein Name ist etwas Besonderes und das Schönste an mir. Eines Tages möchte ich nach Schweden oder Norwegen fahren, wo andere Frauen leben, die so heißen wie ich.

Mein siebzehnter Geburtstag ist an einem Freitag im März, zwei Wochen, nachdem Bingo verschwand.

„Ich bin leider noch nicht dazu gekommen, ein Geschenk für dich zu besorgen", sagt meine Mutter beim Frühstück. „Tut mir leid. Hier hast du Geld, kauf dir was Schönes. In deinem Alter weiß man ja selbst am besten, was man will." Und sie drückt mir einen Hundertmarkschein in die Hand.

„Danke", murmle ich.

Angie hat meinen Geburtstag vergessen. Das wundert mich nicht. Mein Vater ist gerade auf Geschäftsreise. Er ist Versicherungsvertreter und viel unterwegs.

Eigentlich habe ich mir meinen siebzehnten Geburtstag anders vorgestellt. Irgendwie feierlicher. Nicht mal eine Blume steht auf dem Tisch, geschweige denn eine Torte mit siebzehn Kerzen, die ich auspusten könnte.

Nur von meiner Freundin Sylvie ist ein Päckchen gekommen. Sie hat mir ein Top aus heller Seide geschickt, selbst gebatikt, und einen langen Brief dazu geschrieben.

Angie sieht mich über ihre Kaffeetasse hinweg an und

singt eine alte Schnulze: „Mit siebzehn fängt doch erst das Leben an, das uns noch so viel geben kann ...“, oder so ähnlich. Ich weiß nicht, ob sie das tut, um mir eine Freude zu machen, oder ob sie mich auf den Arm nehmen will.

„Echt cool!“ sage ich. „Du könntest in der Peter-Alexander-Show auftreten.“

Angie betrachtet ihre linke Hand. Der Nagel des Mittelfingers ist schwarz lackiert. „Ich schenk' dir meine Schuhe mit dem Leopardenmuster“, sagt sie großzügig. „Die sind mir zu eng geworden. Dir müßten sie passen.“

Sie denkt wohl, ich würde gleich anfangen zu jubeln, aber ich lehne das Angebot ab. „Vielen Dank, deine muffigen Treter kannst du behalten.“ Statt *muffig* hätte ich beinahe *nuttig* gesagt, verkneife es mir aber, um unnötiges Palaver mit Mama zu vermeiden.

Angie und ich haben einen total verschiedenen Geschmack. Sie zieht sich gern schrill an, mit heftigen Farben, hohen Absätzen und superkurzen Röcken. Ich mag lieber Jeans und Schlapperröcke und weite Pullis. Angie versteht das nicht. Sie sagt, wenn sie meine Figur hätte, würde sie sie auch zeigen, statt sich von Kopf bis Fuß einzuhüllen wie ein Araberscheich.

„Wenn hier einer muffig ist, dann bist du es, Dagny“, mischt sich unsere Mutter ein. „Aber was rede ich, ich hab' die Hoffnung längst aufgegeben, daß in diesem Haus auch mal ein anderer Ton herrschen könnte!“

Ich sehe sie an. Irgendwie tut sie mir leid. Früher, als wir noch Kinder waren, sah sie hübsch und gepflegt aus. Sie trug ihr blondes Haar schulterlang, so wie ich, und lächelte viel. Ein bißchen wirkte sie wie Grace Kelly, so schlank und mädchenhaft und kühl.

Wenn man heute Fotos von ihr sieht, wie sie vor zehn Jahren war, glaubt man kaum, daß es dieselbe Frau ist. Sie vernachlässigt sich. Vielleicht ist es ihr nicht mehr wichtig, wie sie aussieht. Sie ist auch dicker geworden. Ihr Gesicht wirkt aufgedunsen. So, als würden ihre Augen immer kleiner, je voller ihre Wangen werden. Ihre Haare sind strähnig und dünn und teilweise schon leicht grau. Dabei ist Mama erst achtunddreißig.

Ich möchte nie so werden. Mich aufgeben, so wie sie. Denn das tut sie. Bestimmt hat mein Vater seinen Anteil daran, aber ich denke nicht, daß er schuld an ihrem Zustand ist. Dafür ist sie schon selbst verantwortlich.

Sie fängt meinen Blick auf. „Was starrst du mich so an?" fragt sie.

Am liebsten würde ich antworten: Weil du schlimm aussiehst. Warum bleibst du hier, wenn du so unglücklich bist? Warum gehst du nicht weg, ehe es zu spät ist? Doch ich senke nur den Blick und antworte nicht.

Zum Glück sorgt Angie für Ablenkung. Sie stöhnt und seufzt über ihrer englischen Lektüre; es ist Orwells *Animal Farm*, die aufgeschlagen neben ihrer Kaffeetasse liegt.

„Ich hasse diesen abartigen Scheiß!" sagt sie. „... whatever suggestion either of them made, the other could be counted on to oppose it ... Das kapiert doch keiner! Wozu soll man sich den Kopf mit solchem Schrott vollstopfen? Lange mach' ich das nicht mehr mit, das versprech' ich euch."

„Verstehst du nicht, daß du für dich und deine eigene Zukunft lernst, nicht für uns oder die Schule?" erwidert Mama. Ich sehe, wie sie die Hände hebt und an die Schläfen legt. Und ich weiß, was jetzt kommt.

„Ich glaube, ich kriege Migräne!“ sagt sie.

Es macht nicht immer Spaß, recht zu behalten. Ich stehe wortlos auf, stelle meine Tasse und meinen Teller in die Spülmaschine und greife nach dem Rucksack mit meinem Schulkram.

„Wart auf mich!“ sagt Angie und trinkt hastig ihren Kaffee aus. „Ich komme mit.“

Lieber würde ich allein gehen. Ich lege keinen Wert auf Angies Gesellschaft. Es gab eine Zeit, da dachte ich, es müßte schön sein, Geschwister zu haben. Einen Bruder zum Beispiel, mit dem man über alles reden kann. Aber das ist auch eins von den Dingen, die ich mir längst abgeschminkt habe.

Draußen ist Frühling. Manchmal riecht man seinen Duft zwischen einer Wolke von Abgasen. Ein Duft von aufgebrochener Erde, Knospen und jungem Grün, den der Wind von irgendwoher mit sich trägt.

Früher gab es noch Bäume in unserer Straße, auf einem Grünstreifen zwischen Fahrbahn und Bürgersteig. Die meisten sind innerhalb von zwei Jahren kahl geworden und abgestorben und mußten gefällt werden. Wahrscheinlich haben sie den Smog nicht vertragen und den Asphalt, der ihren Wurzeln die Luft abgeschnürt hat.

„Erst sind die Bäume an der Reihe, dann wir“, hat Bingo einmal gesagt. Bingo, der es offenbar eilig hat, zur gleichen Zeit wie die Bäume abzutreten.

Angie schnattert unentwegt von einem Rave, bei dem sie irgendeinen Macker namens Roger kennengelernt hat, der natürlich tierisch cool ist. Ich höre kaum hin. Angie ist redselig, genau wie unser Vater. Doch wenn man aufpaßt, merkt man, daß eigentlich keiner von den beiden viel zu sagen hat. Schwafel-Schnatter-Schnabel. Sinnlose Geräuschentwicklung nenne ich so was.

„Kannst du mal fünf Minuten die Luft anhalten?" sage ich schließlich. „Ich muß nachdenken. Falls du weißt, was das ist."

„Oh, Verzeihung, Mrs Hirni", erwidert sie. „Störe ich deine philosophischen Betrachtungen? Wann kann man dir zur Verleihung des Nobelpreises gratulieren?"

Mrs Hirni, ausgerechnet ich! Angie hält wohl jeden für eine Intelligenzbestie, der nicht ganz so hohlköpfig ist wie sie. Wenn sie wüßte, daß ich in Mathe und Chemie auf der Kippe stehe ...

Am Ende unserer Straße gibt es noch ein einziges Gartengrundstück. Alle anderen alten Häuser sind inzwischen abgerissen und die Grundstücke mit Betonbunkern zugebaut. So ist ein Garten nach dem anderen verschwunden. Nur diesen einen gibt es noch, eine Insel mit Bäumen und Büschen, Schneeglöckchen und Narzissen. Mittendrin steht das alte Haus mit seinen grünen Fensterläden, der verglasten Veranda und dem steinernen Mädchen am Fuß der Vortreppe, das eine Blumenschale in den Händen hält.

Hier wohnt eine alte Frau ganz allein mit ihren drei Katzen, wie in dem Kinderreim vom buckligen Männlein im buckligen Haus. Sie heißt Breidenbach. Obwohl sie schon ganz krumm ist, pusselt sie von Frühling bis Herbst im Garten herum. Im Frühsommer blühen Rosen an der grauen Hauswand. Dann sieht man nicht mehr, daß der Verputz an vielen Stellen bröckelig ist.

Im Garten nisten trotz der Katzen viele Vögel. Morgens höre ich sie manchmal singen, wenn der Wind von Süden kommt. Es gibt auch noch Schmetterlinge und Hummeln, die zwischen den Büschen herumdüsen, wenn alles blüht. Was wird aus ihnen werden, wenn Frau Breidenbach stirbt und die Kräne und Bagger kommen, um das Haus zu zerstören und den Garten aufzureißen, bis er aussieht, als hätte ein Erdbeben darin gewütet?

Im Weitergehen denke ich an Großmutters Schrebergarten. Dort habe ich als Kind gespielt, in der Erde gewühlt, Burgen aus Steinen, Stöckchen, Rinde und Moos gebaut und mich an heißen Sommertagen in die alte, mit Wasser gefüllte Zinkbadewanne gesetzt.

Das ist lange her. Die Schrebergartensiedlung ist längst eingeebnet und versiegelt. Eine Schnellstraße führt darüber weg. Irgendwo unter den Schichten von Erde und Asphalt ist auch Großmutters Hund begraben, Terry. Ich glaube, ich habe nie wieder etwas so lieb gehabt wie Terry. Abgesehen von Großmutter natürlich.

Manchmal träume ich von Großmutter und Terry. Sie stehen hinter einem Zaun und warten auf mich. Großmutter winkt mir zu. Sie trägt ihre blaue Kleiderschürze.

Ich möchte zu ihnen, doch zwischen mir und dem Zaun erstreckt sich eine vierspurige Straße, auf der sich ein unendlicher Strom von Autos dahinwälzt. Im Traum weiß ich, daß es mein sicherer Tod wäre, diese Straße zu überqueren, um Großmutter und Terry zu erreichen. Und so stehe ich da und sehe mit einer Mischung aus Angst und Sehnsucht zu ihnen hinüber.

3

An diesem Tag, der mein siebzehnter Geburtstag ist, schreiben wir eine Klassenarbeit in Chemie. Ich vermassele sie gründlich. Natürlich habe ich das vorher schon gewußt. Ich blicke bei all den Elementsymbolen und Formeln und chemischen Verbindungen, den Molekülen, Atomen und Gleichungen einfach nicht durch. Mein Kopf weigert sich, da mitzumachen. Die einzige Möglichkeit wäre, alles stur auswendig zu lernen. Aber dazu habe ich nicht den Nerv. Außerdem ist es so, daß ich mir Dinge schwer merken kann, gegen die ich einen inneren Widerstand habe. Und gegen Chemie habe ich jede Menge inneren Widerstand.

Ich gebe meinen Bogen ab und weiß genau, daß ich ihn ebensogut zu einem Papierflieger falten und aus dem Fenster segeln lassen könnte. Was soll's, dann gehe ich eben von der Penne ab, denke ich. Das Schuljahr wiederhole ich jedenfalls nicht! Ich suche mir einen Job, dann kann ich endlich von zu Hause ausziehen, mir eine kleine Wohnung mieten und allein leben …

Natürlich weiß ich, daß das nicht so einfach ist. Einen Job zu finden, der mir Spaß macht und bei dem ich genug verdiene, um davon leben zu können, das ist kein Kinderspiel. Und die Mieten in unserer Stadt sind praktisch unerschwinglich. Von meinen Eltern kann ich jedenfalls keine Hilfe erwarten, falls ich in der Schule das Handtuch werfe. Ich würde auch keine Unterstützung von ihnen annehmen wollen. Unabhängig sein bedeutet für mich, daß ich für mich selbst sorge und niemandem auf der Tasche liege. Zur Zeit wäre ich froh, wenn ich keinen von meiner Familie je wiedersehen müßte; mit Ausnahme meiner Mutter vielleicht. Und umgekehrt glaube ich auch, daß sie mich gern los wären, besser früher als später. Ein Problem weniger.

Nachmittags habe ich keine Lust, nach Hause zu gehen. Ich will in den Stadtpark. Dort müßte jetzt gerade der Ahorn blühen. Und auf der großen Wiese am See sind meistens ein paar Leute, die Musik machen.

Eigentlich möchte ich auch meinen Geburtstag feiern. Ganz für mich allein. Ich weiß nur nicht, wie. Soll ich in ein Café gehen, in einsamer Größe Cappuccino trinken und Schokoladentorte futtern? Ich habe ja die hundert Mark in der Tasche, die Mama mir geschenkt hat. Doch davon möchte ich eigentlich nichts ausgeben. Seit einem Jahr spare ich eisern. Ich weiß, eines Tages werde ich das Geld brauchen. Spätestens nach dem Abitur – falls ich es schaffe. Dann will ich nämlich nicht studieren, sondern sofort von zu Hause ausziehen und arbeiten.

Wieder denke ich an eine eigene Wohnung. Ein Zimmer nur, das würde schon reichen. Mit Bad und Küche und einem kleinen Balkon voller Blumen. Doch eine Wohnung, das bedeutet nicht nur Miete, sondern auch Kaution und vielleicht sogar Maklergebühr. Also mindestens zweitausend Mark im voraus bar auf den Tisch. Möbel kann ich mir nach und nach kaufen, am liebsten auf dem Flohmarkt. Mehr als eine Matratze, Sitzpolster und ein paar Obstkisten für meine Bücher brauche ich fürs erste nicht. Vielleicht kann ich mir dann auch eine Katze aus dem Tierheim holen. Obwohl ich viel lieber einen Hund hätte …

Mein Vater ist allergisch gegen Tierhaare. Kein Wunder, denn er mag keine Tiere. Großmutters Hund hat er nie angefaßt. Ich erinnere mich noch genau an den Blick, mit dem er Terry ansah. Voller Panik und Abscheu, so, als wäre Terry ein schmutziges, stinkendes, beißendes Ungeheuer.

Statt in den Park zu gehen, steige ich in den Bus und fahre bis zur Endstation. Elsenhof heißt dieser Stadtteil, in dem sich jetzt eine neue Siedlung ausbreitet. Früher gab es hier Wälder und Wiesen und einen Weiher. Doch die Elsenhof-Schrebergartenanlage hat bisher noch keiner Straße weichen müssen. Die winzigen Gärten sind so ordentlich und sauber wie das Wohnzimmer eines deutschen Spießbürgers, mit militärischen Reihen von Lauch und Zwiebeln und Knusperhäuschen mit rot-weiß karierten Vorhängen an den Fenstern.

Ich liebe wilde Gärten, in denen alles bunt durcheinanderwächst. Aber irgendwie mag ich auch diese Spießergärtchen, wohl, weil sie mich an meine Kindheit erinnern. Die Leute sind glücklich hier, das ist die Hauptsache. Ein paar Rentner wühlen in der Erde, jagen den ersten schüchternen Unkrautpflänzchen nach oder sitzen auf ihren Bänken und lassen sich die Sonne auf die Nase scheinen.

Die Anlage ist größer, als ich gedacht habe. Wie soll ich da das Gartenhaus finden, in dem Bingos Freunde wohnen? Ich weiß nicht einmal ihre Namen.

Doch so schwierig ist es nicht. In der ganzen Anlage gibt es nur einen ungepflegten Garten und ein einziges Häuschen ohne Vorhänge und ohne Geweih über der Tür; dafür aber mit einem Wandgemälde, das jedes Schrebergärtnerherz in Aufruhr versetzen muß: Palmen, in denen Affen hängen, und darunter ein nacktes Südseemädchen mit beachtlicher Oberweite.

Ich weiß, das ist es. Ich brauche keinen zu fragen. Der Garten ist voller Gerümpel: Fahrradreifen, ein Kühlschrank ohne Tür, ein halbzerbrochener Leiterwagen, ein altes Motorrad. Dazwischen wächst das Gras, und mittendrin sitzt ein Kind und spielt so zufrieden mit Hölzchen und Steinen, wie ich es in diesem Alter auch getan habe.

Die Pforte steht offen. Auf dem Gartenweg stolpere ich fast über einen großen, rosafarbenen Teddybären, der auf der Nase liegt. Ich hebe ihn auf und setze ihn neben das Kind.

„Hier", sage ich. „Der gehört wohl dir? Wo sind denn die anderen?"

Es versteht, daß ich damit keine Teddybären meine. Nachdenklich sieht es zu mir auf. Dann scheint es zu dem Ergebnis zu kommen, daß man mir trauen kann, denn es hebt die Faust, aus der Steinchen rieseln, und erwidert: „Da drin."

Die Kinderfaust zeigt zum Himmel, doch da sind sie wohl nicht, eher im Häuschen. Musik schallt aus dem offenen Fenster.

„Danke", sage ich.

Das Kind lächelt. Ich weiß nicht, ob es ein Junge ist oder ein Mädchen. Ich lächle zurück. Einen Augenblick lang wünsche ich, ich könnte mit ihm tauschen.

Als ich mich aufrichte, sehe ich, daß ein junger Typ vor der Tür des Häuschens steht. Er ist blond und sehr dünn. Seine Haare sehen aus, als wäre er durch eine Autowaschanlage gejagt worden – erst Wasser von allen Seiten, dann Gebläse, und der Kopf zwischen all diesen Mops.

„Hey", murmelt er.

Ich komme mir plötzlich dumm vor. Was will ich eigentlich hier? Weshalb bin ich hergekommen?

Besonders diplomatisch bin ich nie gewesen. Auch nicht sehr erfindungsreich, wenn es um Gesprächsführung geht. „Ist Bingo da?“ frage ich.

„Bingo?“ Das klingt, als hätte er den Namen nie gehört.

„Mike“, erkläre ich. „Wir nennen ihn Bingo.“

„Ach so, du bist von seiner Schule.“ Sein Blick wird vorsichtig. „Wer hat dich geschickt?“

„Keiner“, sage ich.

„Bist du eine Freundin von Mike?“

Das ist eine schwierige Frage. „Gewissermaßen“, murmle ich. „Mehr oder weniger.“

„Aha“, sagt er. „Also nicht. Mike hatte keine Freunde in dieser idiotischen Schule, weder männlich noch weiblich. Das weiß ich zufällig.“

Ich komme mir noch dümmer vor. Warum spricht er in der Vergangenheitsform? „Es gibt allerhand Arten von Freundschaft“, sage ich. „Jedenfalls, ich würde gern mit ihm reden, falls es sich einrichten läßt.“

Er mustert mich. Er hat graue Augen, die zugleich verletzlich und mißtrauisch wirken. Eine Weile herrscht Schweigen zwischen uns. Dann erwidert er: „Es läßt sich aber nicht einrichten, verstehst du? Mike ist nicht da. Das dürfte sich doch wohl in eurer Bildungsanstalt inzwischen herumgesprochen haben.“

Ich nicke. „Bei uns wird alles mögliche geredet. Darauf verlaß ich mich nicht. Wenn er nicht hier ist, wo ist er dann?“

„Keine Ahnung“, sagt er. Doch ich bin plötzlich sicher, daß er es weiß.

Das Gesicht einer jungen Frau taucht hinter ihm auf. Vermutlich ist sie die Mutter des kleinen Kindes, das in der Wiese sitzt. Sie sehen sich jedenfalls irgendwie ähnlich.

„Geht's um Mike?" fragt sie.

„Ja", sage ich. „Weißt du vielleicht, wo ich ihn finde?"

„Sie weiß es genausowenig wie ich", antwortet der dürre Blonde an ihrer Stelle.

Sie schiebt ihn zur Seite. „Ich bin immer noch selbst des Redens mächtig", sagt sie. „Was willst du von Mike?"

Langsam wird es eintönig. „Das habe ich gerade erklärt", erwidere ich. „Ich möchte mit ihm reden."

Wir sehen uns an. Seltsamerweise habe ich zu Frauen oft einen besseren Draht als zu Männern. Nicht zu allen natürlich. Vielleicht hat es mit meinem Gefühl zu tun, sie besser zu verstehen und von ihnen besser verstanden zu werden. Wobei ich jetzt nicht solche Typen meine wie Angie. Wir verstehen uns so wenig, daß sie vom Mars sein könnte und ich vom Mond.

Der Blonde murmelt etwas und verschwindet um die Hausecke.

„Wie heißt du?" fragt die junge Frau.

„Dagny."

„Nie gehört. Von einer Dagny hat er nie was erzählt."

Was stellen sie sich alle an, als wäre Bingo ein Geheimnisträger ersten Grades? Hat er irgendwas ausgefressen, vielleicht mit Drogen gedealt? Möglicherweise war vor mir schon die Polizei hier. Immerhin hat Bingos Mutter sicher eine Vermißtenmeldung aufgegeben und der Polizei gesagt, daß ihr Sohn öfter in der Schrebergartenanlage war.

„Von mir erfährt keiner was", sage ich.

An ihrem Blick merke ich, daß sie mir glaubt. Sie hat hübsche Augen. Braun, mit goldenen Sprenkeln darin. „Okay. Viel weiß ich auch nicht. Er wollte nach Frankfurt. Hat's wohl zu Hause nicht mehr ausgehalten mit seiner

Mutter und ihrem komischen Macker. Und bei uns ist auf die Dauer auch kein Platz für ihn."

Das verstehe ich. „Und was will er da in Frankfurt?"

„Ich kann's dir auch nicht sagen. Leute kennt er da jedenfalls nicht. Aber auf dem Bahnhof ist ja die ganze Drogenszene versammelt. Da hat es ihn wohl hingezogen." Sie schweigt.

„Das ist alles, was ich weiß", sagt sie dann, und ich glaube ihr. Wir sehen uns an.

„Scheiße!" sage ich.

Sie nickt. „Kann sein, daß er da untertaucht und vor die Hunde geht. Manchmal ist's aber auch so, daß es ganz dick kommen muß, damit man kapiert, wo's langgeht und was man eigentlich will oder nicht will."

Das tröstet mich wenig. Ich glaube eher daran, daß man, wenn man erst einmal richtig im Schlamassel steckt, überhaupt nicht mehr aus eigener Kraft herauskommt.

Als ich zum Bus zurückgehe, denke ich an eine Reportage über die Kids auf dem Frankfurter Bahnhof, die vor kurzem im Fernsehen gebracht wurde. Die Erinnerung daran ist nicht gerade aufmunternd. Schon Zwölfjährige hängen da herum, ohne Zuhause, ohne einen Menschen, zu dem sie gehören. Sie kiffen oder hängen an der Nadel und müssen dafür anschaffen gehen, müssen ihre Körper an schmierige, kaputte Wohlstandsmacker verkaufen, die es ausnützen, daß die Junkies Geld brauchen und daß es keinen gibt, der sie beschützt.

Doch Bingo ist immerhin siebzehn. Er ist kein Kind mehr. Er kann auf sich aufpassen. Kann er das wirklich? Kann ich auf mich aufpassen? Ich weiß es nicht. Ich weiß nur, daß ich mich manchmal total allein und hilflos fühle.

Einmal habe ich eine Illustration in einer Zeitschrift gesehen, auf der ein kleines Mädchen ganz allein im Wald steht, unter lauter riesigen Bäumen. Um sie herum sind nur diese Baumstämme, sonst nichts; kein Weg, kein Pfad. Sie sieht vollkommen verlassen aus, allein in einem endlosen Wald.

Als ich das Bild sah, dachte ich sofort: Das bin ich! Aber das ist natürlich Schwachsinn. Ich bin nicht mehr fünf, und ich stehe nicht im Wald. Um mich herum sind Massen von Menschen und Häusern und Straßen und Autos.

Trotzdem bleibt das Gefühl, daß ich dieses Mädchen bin. Vielleicht ist das auch mit Bingo so. Vielleicht ist auch er so eine einsame kleine Gestalt mitten im endlosen, finsteren Wald.

4

Ich versuche mir immer einzureden, daß es mir knapp sonstwo vorbeigeht, wenn meine Eltern streiten. Schließlich läuft das alles zwischen den beiden ab; weshalb sollte ich mich also darüber aufregen?

Trotzdem tue ich es. Ich kann nicht verhindern, daß ich ihre haßerfüllten Stimmen höre, den anklagenden Ton meiner Mutter, den eiskalten, spöttischen meines Vaters. Und während ich versuche, meine Ohren zu verschließen, zittere ich innerlich.

Angie macht sich weniger daraus. „Was soll's, die müssen eben Dampf ablassen!“ sagt sie und zuckt mit den Schultern. „Hinterher ist dann wieder eine Zeitlang Waffenstillstand.“

Oft frage ich mich, weshalb die beiden noch zusammen sind.

Wenn sie überhaupt noch etwas füreinander empfinden, dann ist es Haß und Enttäuschung. Ihre Auseinandersetzungen führen nie zu etwas. Eigentlich heißt es ja, daß Streiten verbindet, wenn man es richtig macht. Wenn es nicht nur darum geht, Vorwürfe loszulassen oder abzuwehren, sondern wenn man über das nachdenkt, was der andere sagt, und hinterher gemeinsam versucht, zu einer Lösung zu kommen.

So war's bei meinen Eltern nie. Jedenfalls nicht, solange ich mich erinnern kann. Ihre Fetzereien sind immer so etwas wie ein Schlagabtausch. Jeder schlägt zu – wenn auch nur mit Worten – und versucht, den anderen möglichst tief zu treffen; und der andere schlägt zurück. Richtig körperlich aufeinander losgeschlagen haben sie nie. Doch ich glaube, daß man sich mit Worten ebensosehr verletzen kann wie mit der Faust oder dem Messer.

Ich habe auch das Gefühl, daß es von Mal zu Mal schlimmer wird. Wie so oft, geht es auch heute um Alkohol. Mein Vater behauptet, von den vier Whiskyflaschen, die er vor kurzem aus dem Duty-free-Shop mitgebracht hat, wären zwei verschwunden und eine halb leer getrunken, obwohl er sie noch nicht angerührt hätte.

„Dann hast du sie eben mit ins Büro genommen und dort mit einer von deinen aufgetakelten Tussis geleert und willst es jetzt nicht mehr wissen. Ich hab' deinen kostbaren Whisky jedenfalls nicht in der Hand gehabt!"

Mamas Stimme zittert. Ich weiß, daß sie lügt. Mein Vater sagt mit eiskalter Stimme: „Alkoholiker behaupten immer, sie würden keinen Tropfen trinken. Das kennt man ja."

Ihre Antwort ist immer dieselbe. „Ich bin keine Alkoholikerin! Wie kannst du so was behaupten? Das ist eine gemeine Unterstellung! Du willst mich kaputtmachen ... Wenn die Kinder nicht wären, wäre ich längst weg, dann wärst du mich endgültig los ..."

Sie fängt an zu weinen. Meinen Vater rührt das wenig. Er macht nur noch mehr zu, wenn jemand weint. „Reiß dich doch zusammen!" sagt er voller Abscheu. „Du bist ja hysterisch! Ich warte nur darauf, daß sie dich mit dem Blaulicht hier abholen. Was du brauchst, ist ein Psychiater, und der würde dir erst mal eine Entziehungskur verordnen ..."

So geht es weiter. Es stimmt, daß meine Mutter trinkt. Wir wissen es alle, auch wenn sie es nicht zugibt Aber so eine Sucht kommt ja nicht von allein. Es gibt Gründe dafür, daß sie sich mit Alkohol zuschüttet. Wahrscheinlich hat sie Angst, ihr verpfuschtes Leben anzuschauen. Jedenfalls hält sie es für verpfuscht. Vielleicht ist es das auch, aber mit Trinken verpfuscht sie es natürlich nur noch mehr. Und die Art, wie mein Vater mit dem Problem umgeht, hilft ihr auch nicht gerade weiter.

Schließlich halte ich es nicht mehr aus und verlasse die Wohnung. Draußen regnet es wie verrückt. Ich habe vergessen, einen Schirm mitzunehmen, mag aber nicht umkehren. So tapere ich eine Zeitlang durch den Regen, bis ich total durchnäßt bin, und stelle mich dann in einer Toreinfahrt unter. Das Wasser tropft aus meinen Haaren, von meiner Nasenspitze und vom Kinn. Ich komme mir vor wie einer von diesen mittelalterlichen Wasserspeiern.

Gern würde ich jetzt jemanden besuchen und erst abends wieder nach Hause gehen, wenn sich alles beruhigt hat – zumindest oberflächlich und vorläufig. Doch während ich da stehe, wird mir klar, daß ich eigentlich niemanden habe, zu dem ich gehen könnte.

Sylvie, meine beste Freundin, ist vor sechs Monaten mit ihren Eltern nach Hamburg gezogen. Wir schreiben uns und telefonieren, aber jetzt auch nicht mehr so oft wie anfangs. Sylvie hat dort eine neue Clique gefunden, auch einen Freund, in den sie total verliebt ist. Sylvie ist offen und kontaktfreudig, ganz anders als ich.

Manchmal vermisse ich sie sehr, zum Beispiel an diesem regnerischen Apriltag. Meine Schuhe verursachen bei jedem Schritt ein quatschendes Geräusch, als ich mich auf den Heimweg mache.

Vor unserer Wohnungstür bleibe ich stehen und horche.

Worauf? Vielleicht, daß jemand schreit oder weint. Doch es ist still, und irgendwie beunruhigt mich auch die Stille.

Ich schließe auf. Mein Vater ist nicht mehr da. Auch Angie ist unterwegs. Geblieben ist nur Mama. Sie liegt im Bett und hat die Vorhänge zugezogen.

„Stör mich nicht“, sagt sie undeutlich, als ich ins Schlafzimmer schaue. „Ich hab’ scheußliche Migräne, mein Kopf platzt gleich.“

Schon will ich mich umdrehen und die Tür behutsam hinter mir zuziehen, wie ich es sonst immer mache, doch dann überlege ich es mir anders. Ich gehe ins Zimmer und setze mich auf die Bettkante.

„Mama“, sage ich, „so geht das nicht weiter.“

Sie hebt den Kopf ein wenig aus dem Kissen. Ihr Gesicht ist verquollen. Ihre Lider sind dick und rot vom Weinen, die Haare strähnig. Sie sieht schlimm aus.

„Du machst alles naß“, murmelt sie.

Daß sie jetzt an so was denken kann! Ich sage: „Du mußt zu einem Arzt, Mama. Du darfst dich nicht so hängenlassen! Ich hab’ Angst um dich, echt.“

Ich streichle ihre Hand, doch sie zieht sie zurück. „Ich bin ja beim Arzt. Er sagt, es sind nur die Nerven. Er hat mir Beruhigungsmittel verschrieben. Aber solange dein Vater sich nicht ändert …“

„Er wird sich nie ändern“, erwidere ich. „Das weißt du genau. Mach dich doch nicht so abhängig von ihm! Wenn ihr nur noch Dauerstreß miteinander habt, ist es besser, ihr trennt euch. Besser für uns alle.“

Sie gibt keine Antwort, preßt nur die Hände gegen die Schläfen. Ich weiß, sie will in Ruhe gelassen werden, aber jetzt muß sie mir zuhören.

„Hast du dem Arzt auch gesagt, daß du Alkoholprobleme hast?“ frage ich.

Ich merke, wie sie sich vor mir zurückzieht. Sie rückt richtig im Bett ein Stück von mir ab.

„Jetzt fängst du auch noch damit an! Das stimmt doch nicht! Nur weil ich ab und zu ein Glas trinke ... Hat dir dein Vater das eingeredet?“

Ich schüttle den Kopf. „Hat er nicht. Ich bin alt genug, um zu kapieren, was läuft. Und versuch nicht, es herunterzuspielen. Du trinkst zuviel. Ich weiß nicht, ob du schon alkoholabhängig bist, aber wenn nicht, dauert's bestimmt nicht mehr lange. Es bringt doch nichts, wenn du den Kopf in den Sand steckst!“

Sie sagt: „Laß mich in Ruhe. Ich hab' fürchterliche Kopfschmerzen. Warum laßt ihr mich nicht in Ruhe? Ihr seid alle gegen mich. Du auch.“

Am liebsten würde ich sie schütteln. „Das ist doch Schwachsinn, Mama! Ich bin nicht gegen dich. Wenn einer gegen dich ist, dann du selbst. Merkst du nicht, daß du dich kaputtmachst?“

Und obwohl mir klar ist, daß sie immer mehr dichtmacht, füge ich hinzu: „Du brauchst Hilfe. Rede mit deinem Arzt. Sag ihm ehrlich, daß du zuviel trinkst. Oder geh zu den Anonymen Alkoholikern. Da kriegst du Kontakt mit Leuten, die dich verstehen und die sich gegenseitig helfen.“

Jetzt kommt keine Antwort mehr. Ich kann nur hoffen, daß sie über das nachdenkt, was ich ihr gesagt habe. Sie dreht sich um, weg von mir, und zieht die Bettdecke bis zum Haaransatz hoch.

Ich stehe auf und gehe ins Bad, um meine nassen Klamotten auszuziehen. Dabei denke ich an Großmutter.

5

Ich habe nicht nur die Chemiearbeit verbockt. Auch die nächste Matheprüfung geht voll in die Hosen. Vielleicht will ich es ja insgeheim so. Ich meine, womöglich steckt eine Art unbewußter Absicht dahinter. Vielleicht lerne ich nicht genug und strenge mich zuwenig an, weil irgendwo in mir der Wunsch ist, die Schule hinzuschmeißen und endlich frei und selbständig zu sein, mein eigenes Geld zu verdienen, allein zu leben und alles hinter mir zu lassen.

Natürlich kann man das nicht, alles hinter sich lassen. Man kann bis ans Ende der Welt reisen oder sich in einem Zelt in der Wüste Gobi verkriechen, und trotzdem wird man immer alles mitschleppen. Sich selbst loswerden, das geht wohl nicht. Manchmal denke ich, es wäre schön, wenn ich meine Haut abstreifen könnte wie eine Schlange. Alles Alte, was mich bremst und mir angst macht und auf mir lastet, über Bord werfen, mich umdrehen und einen ganz neuen Weg einschlagen. Gibt es Menschen, die das schaffen? Ich kenne keinen.

Frau Dr. Meyer-Bruchfeldt, unsere Mathelehrerin, hält mich nach der Stunde zurück. „Was ist los mit Ihnen, Ebner?“ fragt sie. „Mathematik war ja nie Ihre Stärke, aber ich habe den Eindruck, daß Sie in letzter Zeit alles schleifenlassen.“

Sie ist mager und bleich und sieht nicht gerade wie die verkörperte Lebenslust aus. Ich kann mir auch nicht vorstellen, daß meine Probleme sie wirklich interessieren.

Wahrscheinlich stört es sie nur, daß es ihr nicht gelingt, mich zu „motivieren“, wie sie das nennt.

„Mathe liegt mir nicht“, sage ich.

Sie lacht unterdrückt. „Ach, ja? Darauf wäre ich nie gekommen ... Nein, mal Spaß beiseite – Sie wissen sicher, daß Sie auf der Kippe stehen? In Chemie sieht es wohl auch nicht allzu glänzend für Sie aus ...“

Sie packt ihre Unterlagen in die Aktenmappe. „Haben Sie schon mal daran gedacht, Nachhilfeunterricht zu nehmen?“

„Nein“, sage ich. „Hab' ich nicht.“

„Ist es ein finanzielles Problem?“

„Das nicht.“ Doch ich weiß, daß ich nie zu meinem Vater gehen und ihn bitten würde, mir Geld für Nachhilfestunden in Mathe oder Chemie zu geben.

Sie mustert mich über ihre Halbbrille. „Dann überlegen Sie es sich. Ich könnte Ihnen die Adresse einer Lehrerin geben, die zur Zeit ohne Anstellung ist. Sie ist jung und sehr fähig.“

„Danke“, sage ich. Ihr forschender Blick hält den meinen noch für Sekundenbruchteile fest, als wäre das nicht alles, als wollte sie mich noch etwas fragen. Doch ich drehe mich um und gehe aus dem Klassenzimmer, das inzwischen leer ist.

Auf dem Flur treffe ich Lisa, die in Mathe meistens neben mir sitzt.

„Was wollte die Meyer von dir?“ fragt sie. „Du hast die Arbeit vermasselt, wie?“

Lisa ist die älteste in unserer Klasse. Sie hat schon zweimal ein Schuljahr wiederholt. Ihre Probleme liegen vor allem im sprachlichen Bereich. In der Schule, meine ich. Privat ist wahrscheinlich auch nicht alles paletti, sonst wäre sie nicht so dick. Lisa gehört zu denen, die sich mit Essen zuschütten. Wo andere fixen oder trinken, stopft sie Naturalien in sich hinein.

„Sie meint, ich soll Nachhilfe nehmen", sage ich.

„Damit kommen sie immer, wenn's brenzlig wird. Meine Mutter weigert sich jedenfalls, fünfzig Eier für eine Stunde lockerzumachen. Sie steht auf dem Standpunkt, man schafft es entweder, oder man schafft's nicht. Für sie ist Nachhilfe so was wie Doping. Wenn du zu dumm fürs Gymnasium bist, mußt du dir eben was anderes überlegen, das ist das Motto des Tages."

„Aber du willst das Abi machen?"

„Klar, auf alle Fälle", sagt sie. „Weil ich's brauche, um Volkswirtschaft zu studieren. Das ziehe ich durch. Ohne Studium bist du doch bloß der Kuli für andere. Du gehörst ewig zum Fußvolk und kannst schuften, bis dir die Ohren abfallen, bloß damit du jeden Monat über die Runden kommst."

Auf dem Weg zum Zeichensaal denke ich darüber nach. Kuli und Fußvolk – so hab' ich das nie gesehen. Vielleicht habe ich einfach nicht so weit gedacht wie Lisa. Für mich gab es nur noch das Ziel, selbständig zu sein und von zu Hause wegzukommen.

Früher war es mal mein Traum, Tierärztin zu werden. Doch seit ich weiß, daß man während des Studiums gezwungen ist, an grausamen Tierversuchen teilzunehmen, ist das für mich gestorben.

Kunsterziehung ist ein Fach, das ich mag. Ich zeichne und male gern. Die impressionistischen Maler gefallen mir, besonders Manet und van Gogh. Obwohl der ja schon eher ein Expressionist war. Er hat viel von seinen Gefühlen –

Trauer, Schmerz, Wut und Angst – in seinen Bildern ausgedrückt. Das spüre ich, wenn ich sie ansehe.

Unser Zeichenlehrer behauptet, Malen und überhaupt schöpferische Arbeit würde heilend auf die Seele wirken. Bei van Gogh hat es jedenfalls nicht funktioniert, sonst hätte er nicht Selbstmord begangen.

Heute ist figürliches Zeichnen angesagt. Auf einem Tisch stehen zwei hölzerne Gliederpuppen, die sollen wir abzeichnen. Das ist etwas, was mir keinen Spaß macht. Ich zeichne und male lieber frei. Eine Blume oder ein Gesicht oder ein Tier. Aber nicht so ein Holzmännchen, das Verrenkungen macht.

Lisa sitzt in meiner Nähe. Sie sieht manchmal zu mir herüber. Wieder denke ich an das, was sie gesagt hat. Und ich fange an, mich zu fragen, was ich denn machen will, falls ich das Schuljahr nicht schaffe.

So konkret habe ich mir darüber eigentlich nie Gedanken gemacht. Ich suche mir einen Job, das war bisher alles, was mir eingefallen ist. Aber was für einen? Im Büro? Den ganzen Tag am Schreibtisch sitzen, vor einem Computer vielleicht? Nein, danke! Oder Friseuse werden, wie Angie sich das wünscht? Dann wäre ich erst mal Azubi, und das Geld würde hinten und vorn nicht reichen, um mich allein durchzubringen. Außerdem – ständig mit chemischem Zeug hantieren … Dazu hab' ich auch keinen Bock.

Ich bin ins Grübeln gekommen, auch später noch, nach dem Unterricht. Was will ich eigentlich? Wenn ich das nicht weiß, wenn ich alles einfach nur schleifenlasse, werde ich vielleicht wie meine Mutter. Und das ist das letzte, was ich möchte. Also muß ich Klarheit finden.

Diesmal gehe ich wirklich in den Park. Es regnet nicht,

aber der Himmel ist verhangen. Auf der Wiese am See ist keiner, der Musik macht. Ein einsames Pferd mit Reiter trabt durch die Landschaft. Ich setze mich auf eine Bank. Es riecht nach Wasser und Blüten und Knospen. Die Enten quaken im Schilf. Sonst ist es sehr still.

Es ist ein guter Ort zum Nachdenken. Doch ganz gleich, in welche Richtung ich auch überlege, überall stoße ich auf Hindernisse. Was nützt es mir, wenn ich von der Schule abgehe und meine Freiheit habe, dafür aber tagein, tagaus irgendeinem Scheißjob nachgehen muß, der mich nur nervt?

Während ich da sitze, wird mir immerhin klar, daß ich das Abi machen will. Dann habe ich bessere Chancen auf einen Beruf, der mich ausfüllt. Das bedeutet allerdings, daß ich mich noch zwei Jahre durchbeißen muß, in der Schule und zu Hause. Und wie es momentan aussieht, wird das nicht einfach sein.

Zu Hause ist es eher eine Frage des Durchhaltens. Aber auf der Penne habe ich im letzten Jahr eindeutig zu wenig getan. Ob ich das Versäumte in nächster Zeit noch ausbügeln oder nachholen kann, steht in den Sternen. Selbst wenn ich von jetzt an wie verrückt pauke, ist es ungewiß, ob ich es noch schaffe. Und nicht versetzt zu werden, das bedeutet ein ganzes Jahr mehr Abhängigkeit von meinen Eltern.

Vielleicht wäre es wirklich leichter, wenn ich Nachhilfe bekäme; wenigstens ein paar Stunden. Ich stelle mir das spöttische Gesicht meines Vaters vor, wenn ich ihm sagen muß, daß ich in Mathe und Chemie auf der Kippe stehe, die herablassende Art, wie er mir einen Fünfzigmarkschein in die Hand drückt – nicht gleich eine größere Summe, nein, nur immer das Nötigste; auf Anfrage, damit ich ihn jedesmal darum bitten muß.

Ich stehe auf und wandere um den See herum. Nein, das mach' ich nicht. Dazu bin ich zu stolz. Vielleicht kann ich die Nachhilfe ja selbst bezahlen. In einer Woche sind Osterferien. Von Sylvie weiß ich, daß ihr Bruder in den Semesterferien immer in einer großen Buchhandlung in der Stadtmitte gejobbt hat. Er ist allerdings schon Student, aber vielleicht nehmen sie ja auch Schüler. Wenn ich die ganzen Ferien arbeite, müßten schon ein paar Hunderter herausspringen. Dann könnte ich die Nachhilfe selbst finanzieren und müßte nicht an mein Sparkonto gehen.

Am Ausgang des Parks ist eine Telefonzelle. Das Telefonbuch ist zerfetzt, ein Teil der Seiten herausgerissen, doch ich finde die Nummer von Herdingers Buchhandlung und lasse mich mit der Personalabteilung verbinden.

Eine Frau erklärt mir, daß ihr Kollege, der für die Einstellung von Aushilfskräften zuständig ist, erst in zwei Tagen wiederkommt. Dann soll ich noch einmal anrufen. Immerhin sagt sie nicht, es wäre sinnlos, weil sie niemanden brauchen. Ich notiere mir die Nummer. Dann fahre ich mit der U-Bahn nach Hause. Es ist der erste Tag, an dem ich meine Mutter richtig betrunken vorfinde, als ich in die Wohnung komme.

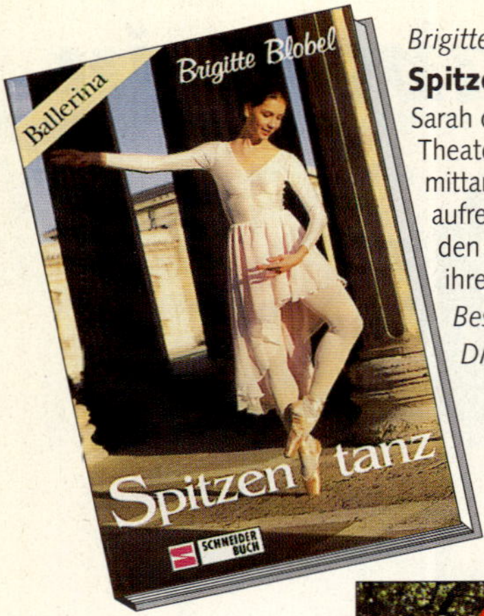

Brigitte Blobel

Spitzentanz

Sarah darf beim Theaterfestival in Florenz mittanzen. Alles ist neu und aufregend. Und Sarah tanzt den ersten Pas de deux ihres Lebens.

Best.-Nr. 10114

DM 14,80 / ÖS 110,-

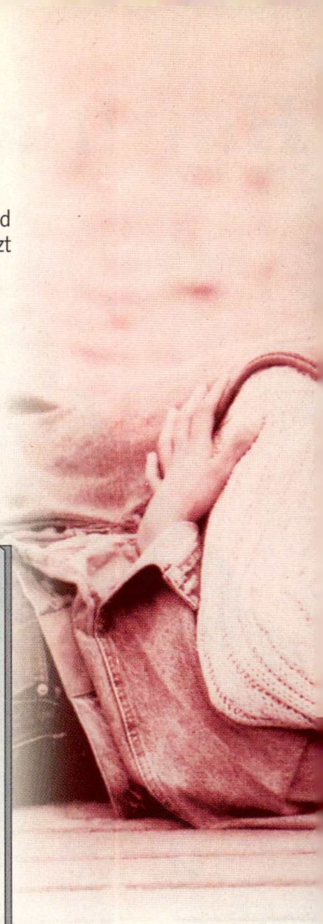

Gaby Schuster

Voll erwischt
Das Geheimnis des Spiegels, Bd. 4

Maria ist hin und weg von Dominik. Für so einen tollen Typen würde sie einfach alles tun. Wirklich?

Best.-Nr. 10287

DM 14,80 / ÖS 110,-

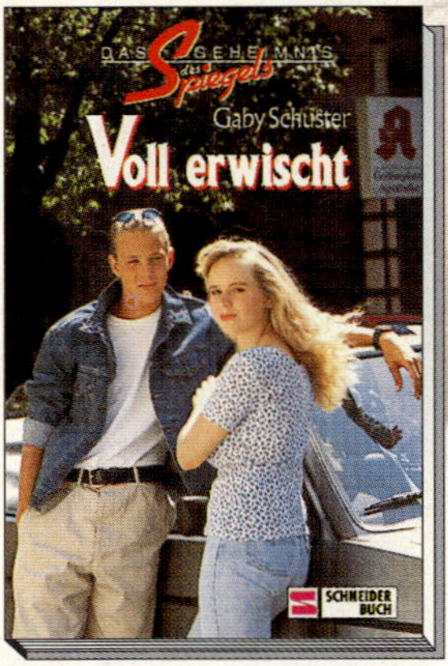

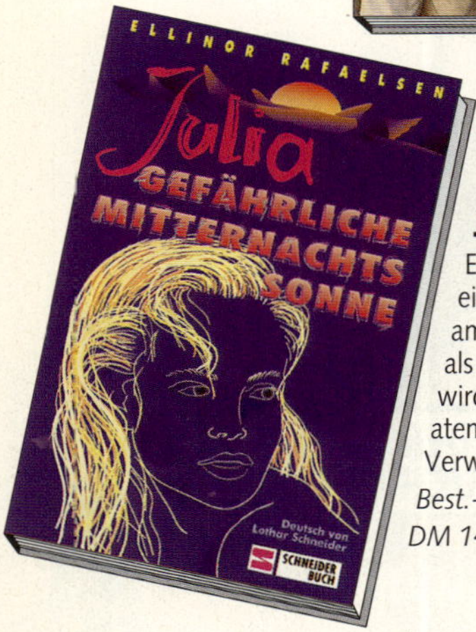

Ellinor Rafaelsen

Gefährliche Mitternachtssonne
Julia, Bd. 3

Eigentlich wollte Julia nur ein schönes Wochenende am Meer verbringen. Aber als Björns Auto angefahren wird, gerät sie in atemberaubende Verwicklungen.

Best.-Nr. 10267

DM 14,95 / ÖS 111,-

Brigitte Blobel

Sturmfreie Bude
Gefühlssachen

Endlich hat Meret ihre eigene Bude. Aber so toll, wie das klingt, ist es nicht. Und Dennis, der Typ mit den meergrünen Augen – na ja...

Best.-Nr. 10149

DM 14,80 / ÖS 110,-

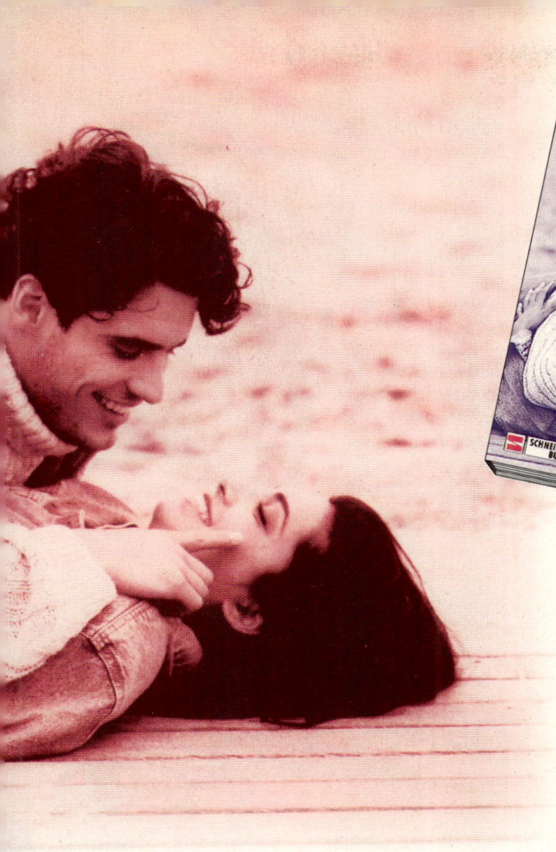

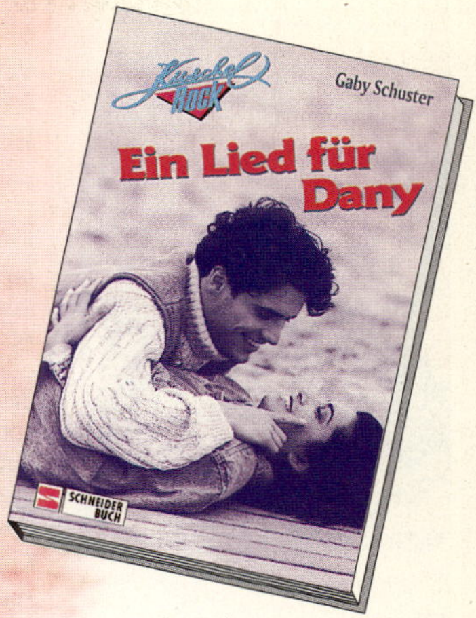

Gaby Schuster
Ein Lied für Dany
Kuschelrock
Ein Typ muß schon mehr zu bieten haben als nur ein bißchen Gitarre spielen und surfen, denkt Dany. Aber als sie Marc kennenlernt, wirft sie alle guten Vorsätze über Bord.
Best.-Nr. 10191
DM 16,80 / ÖS 125,-

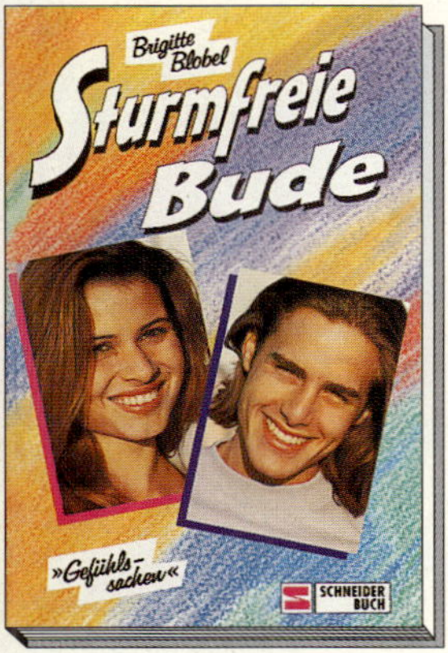

Ann Brandon
Schenk mir deine Liebe
Sweet Sixteen, Bd. 8
Sabrina hat nur einen Gedanken: Ricky! Doch in ihrer Verliebtheit merkt sie nicht, daß Ricky sie nicht ernst nimmt ...
Best.-Nr. 10147
DM 12,95 / ÖS 96,-

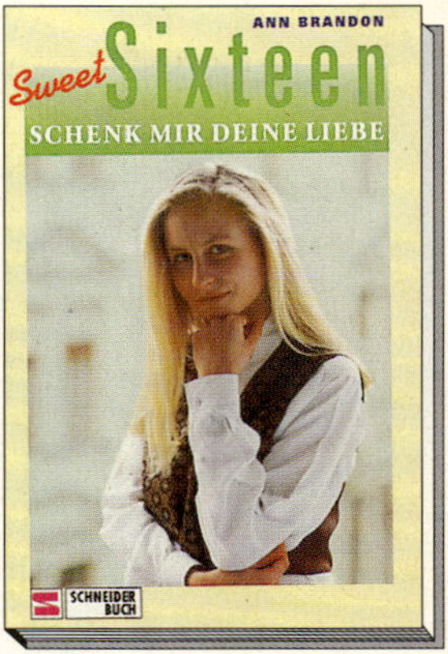

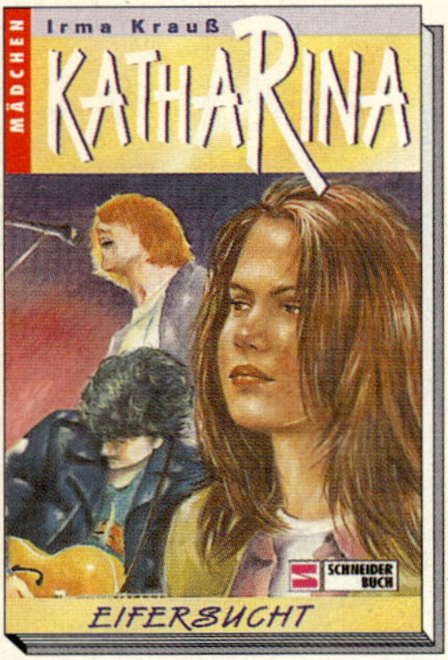

Irma Krauß

Eifersucht

Katharina, Bd. 5

Mark ist häufig mit den anderen Typen seiner Rockband unterwegs. Überhaupt unternimmt er viel zuviel ohne Katharina ...

Best.-Nr. 10348

DM 12,80 / ÖS 95,-

Alex J. Packer

Wie erziehe ich meine Eltern?

Dieses ultimative Handbuch soll dir helfen, besser mit deinen Eltern auszukommen. Es liefert Tips, Tricks und Strategien, wie dir deine Eltern zuhören, dir vertrauen und du mehr Freiheiten und Spaß bekommst.

Best.-Nr. 10161

DM 24,95 / ÖS 185,-

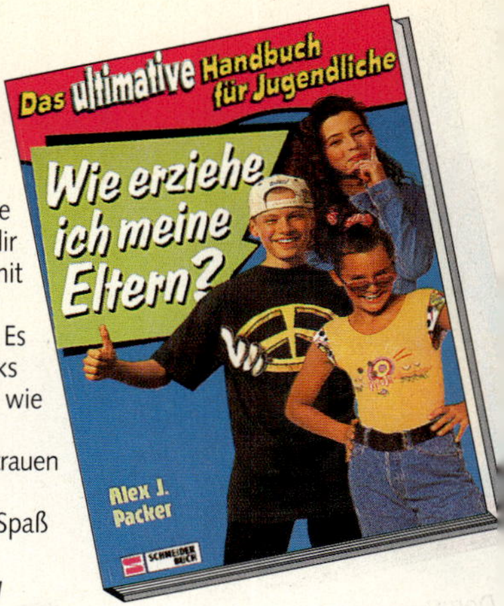

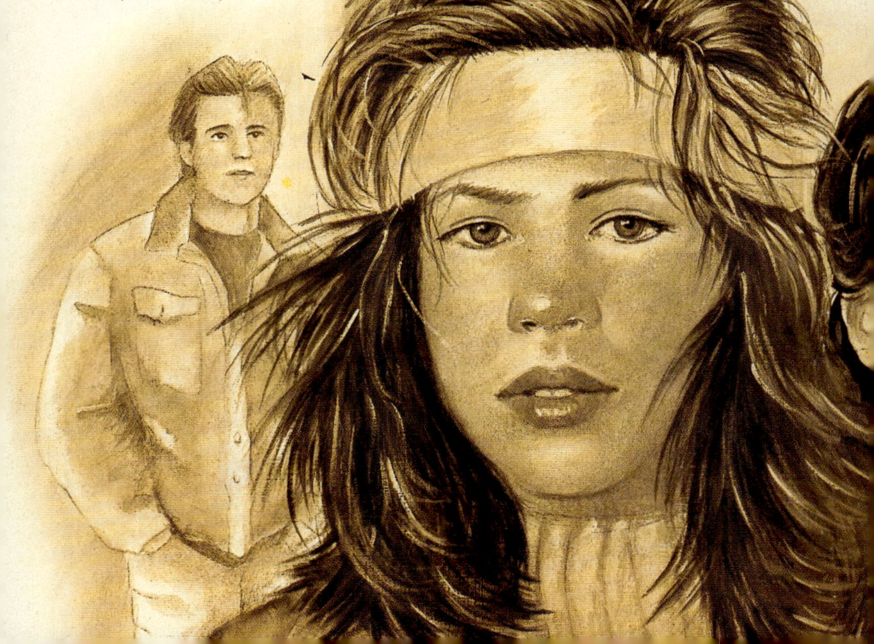

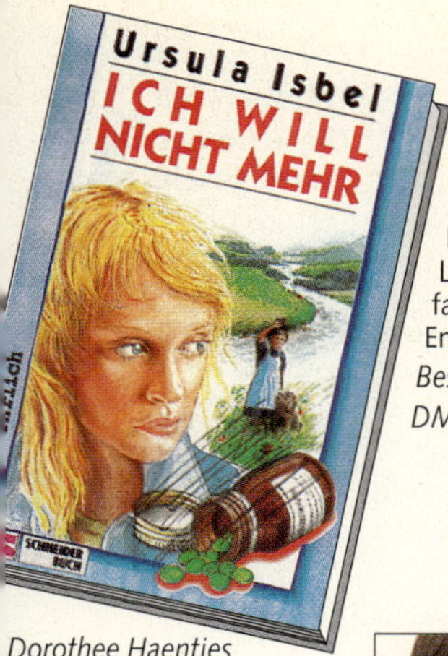

Ursula Isbel

Ich will nicht mehr!

offen & ehrlich

Dagny kommt mit ihrem Leben nicht mehr klar. Sie faßt einen verzweifelten Entschluß ...

Best.-Nr. 10282

DM 14,80 / ÖS 110,-

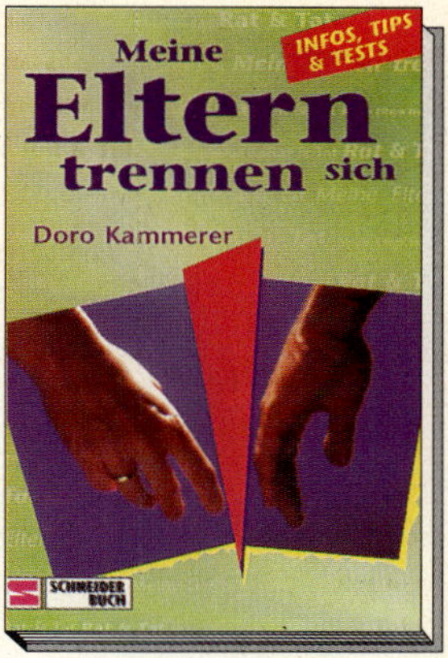

Dorothee Haentjes

Besonderes Kennzeichen: Zahnspange

Mit Zahnspange macht auch die tollste Geburtstagsfete keinen Spaß, denkt Hanna. Und Robert wird bestimmt nicht mit ihr tanzen ...

Best.-Nr. 10115

DM 12,80 / ÖS 95,-

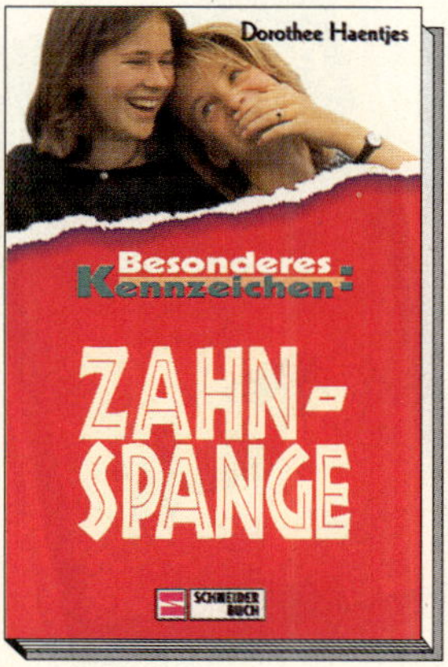

Doro Kammerer

Meine Eltern trennen sich

Rat & Tat

Klar tut es weh, wenn Eltern sich trennen. Dieser Ratgeber gibt Tips, wie man mit der neuen Situation am besten umgeht.

Best.-Nr. 10310

DM 14,95 / ÖS 111,-

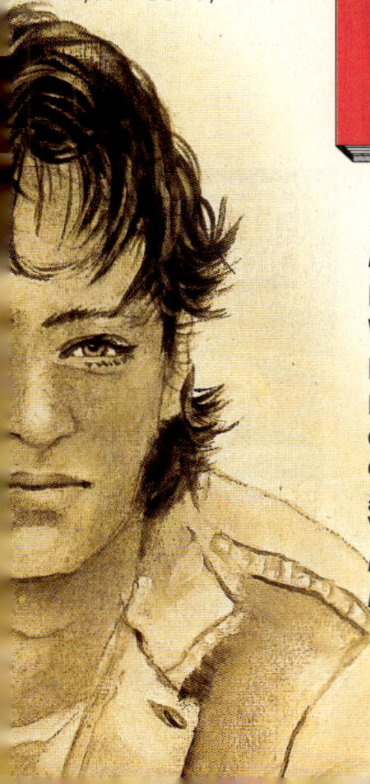

Erna Osland

Kalter Wind und heiße Ware

Daniella D., Bd. 3

Daniella ist immer noch in den Jungen verliebt, den sie den Indianer nennt. Und der glaubt felsenfest, daß sein Vater ein Schurke ist ...

Best.-Nr. 10081

DM 14,80 / ÖS 110,-

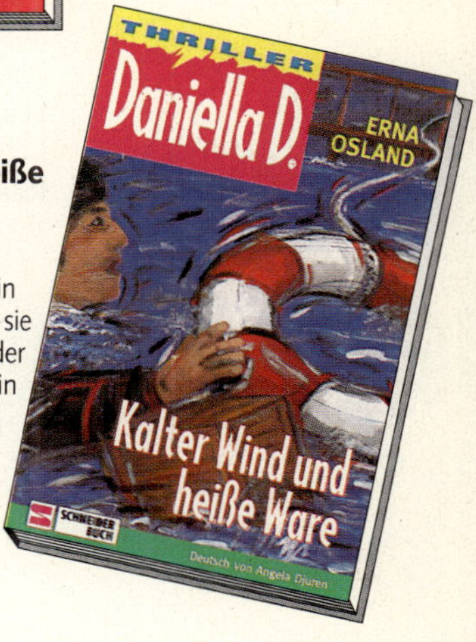

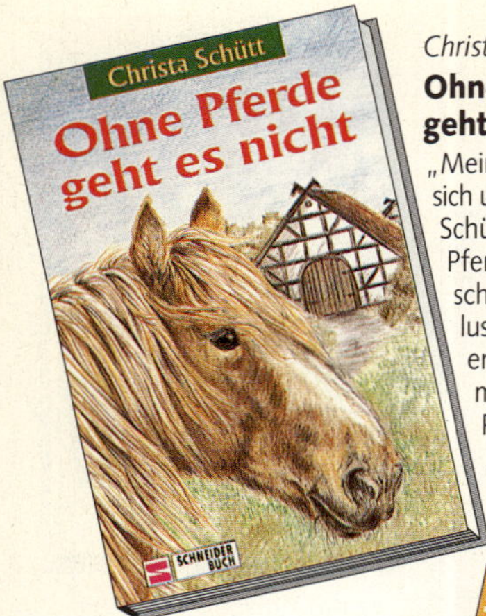

Christa Schütt

Ohne Pferde geht es nicht

„Mein ganzes Leben dreht sich um Pferde", sagt Christa Schütt. „Wie sollte ich Pferdegeschichten schreiben – ohne all die lustigen, spannenden und ernsten Erlebnisse mit meiner kleinen Pferdeherde."

Best.-Nr. 10179

DM 14,80 / ÖS 110,-

Herbert Somplatzki

Traumpferde
Die schönsten Pferdegeschichten

Dies sind Geschichten aus alter und neuer Zeit, spannend und einfühlsam erzählt. Pferdegeschichten, die dich fesseln und bezaubern werden!

Best.-Nr. 10024

DM 14,80 / ÖS 110,-

Ann Henning

Wirbelwind, der Hengst aus Connemara

Für Doreen hat sich ein Traum erfüllt. Der übermütige Hengst Wirbelwind gehört ihr! Doch das Leben mit Wirbelwind ist schwer, und ohne fremde Hilfe kommt sie mit ihm nicht zurecht. Wird Doreen das geliebte Pony behalten können?

Best.-Nr. 10020

DM 14,80 / ÖS 110,-

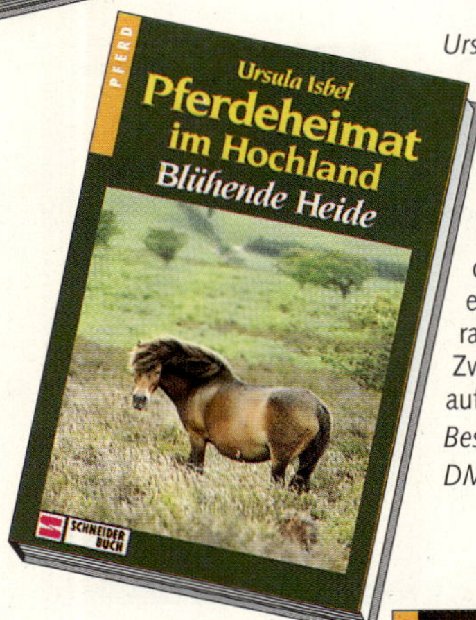

Ursula Isbel

Blühende Heide
Pferdeheimat im Hochland, Bd. 6

Laurie fuhr aus dem Schla
hoch. Was war draußen b
den Ställen los? Hatte sie
einen Schuß gehört? Barfu
rannte sie die Treppe hinunte
Zwei dunkle Gestalten kame
auf sie zu …

Best.-Nr. 10075

DM 10,80 / ÖS 80,-

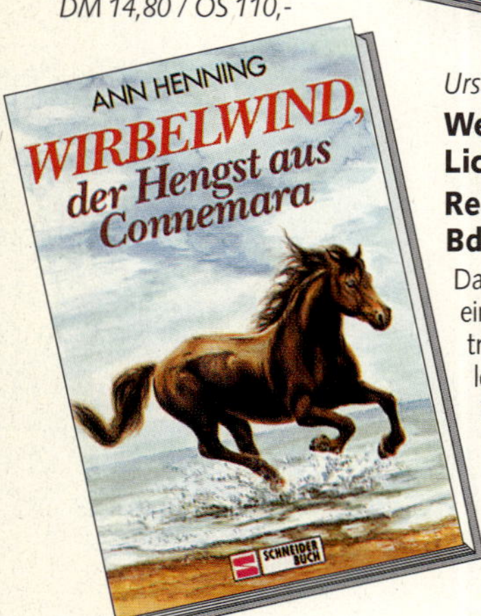

Ursula Isbel

Wege in Schatten und Licht
Reiterhof Dreililien, Bd. 10

Das Mädchen Nell muß eine wichtige Entscheidung treffen. Und das ist nicht leicht. Bei den Pferden ist ihr Zuhause, aber kann Nell auf Dreililien bleiben?

Best.-Nr. 00027

DM 12,80 / ÖS 95,-

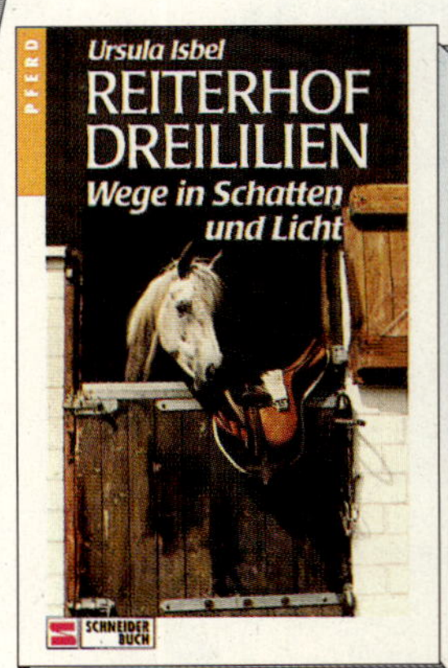

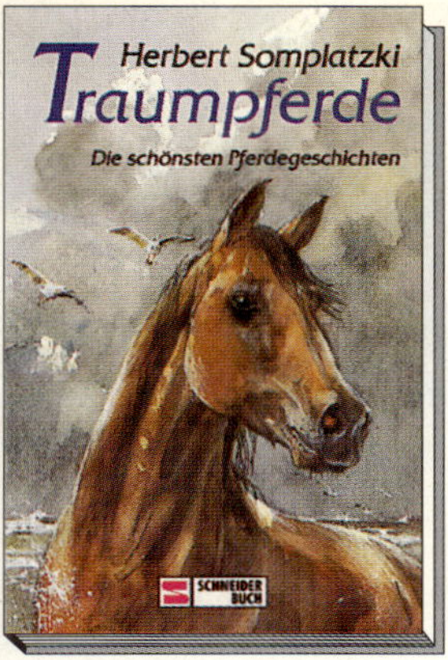
Herbert Somplatzki
Traumpferde
Die schönsten Pferdegeschichten
SCHNEIDER BUCH

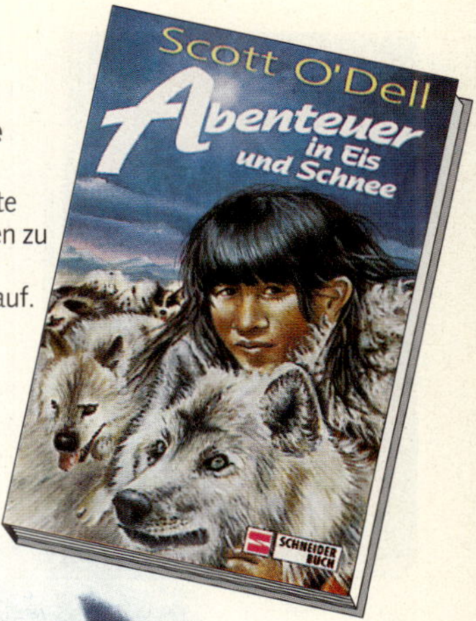
Scott O'Dell
Abenteuer
in Eis
und Schnee
SCHNEIDER BUCH

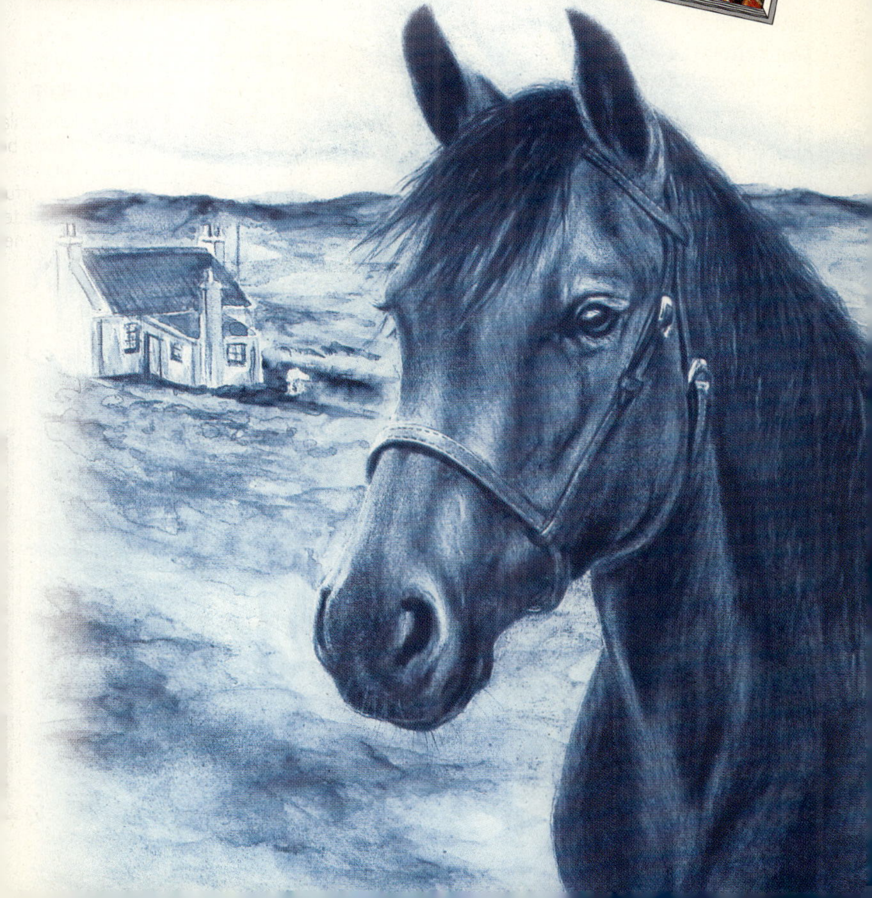

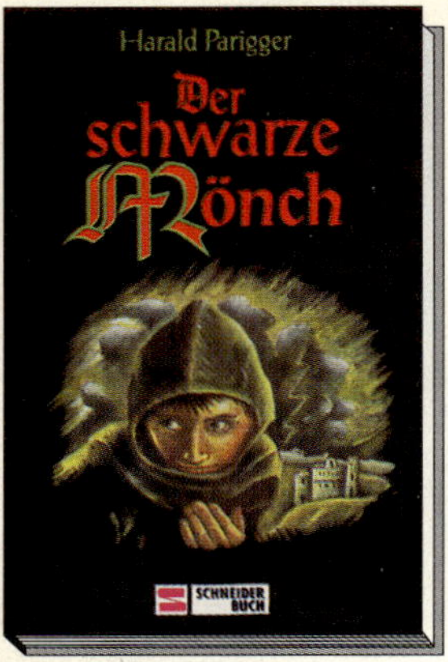

William Mayne

Hob und das Spukhaus

Hob ist ein kleiner Hausgeist, der sich liebevoll um seine Familie kümmert. Doch er wird vor ganz neue Aufgaben gestellt, denn zu den Bewohnern zählen auch Zwerge, Hexen und böse Geister.

Best.-Nr. 10340

DM 16,80 / ÖS 125,-

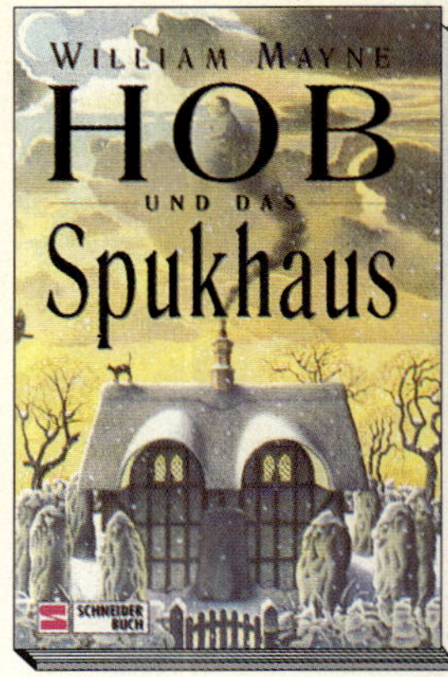

Harald Parigger

Der schwarze Mönch

Der schwarze Mönch verspricht Gerhard und tausend anderen Kindern ein besseres Leben. Doch dann läßt er die Maske fallen ...

Best.-Nr. 04897

DM 16,80 / ÖS 125,-

Harald Parigger

Die Hexe von Zeil

Im Jahr 1628 wird die neunzehnjährige Ursula bezichtigt, eine Hexe zu sein.

Best.-Nr. 10145

DM 16,80 / ÖS 125,-

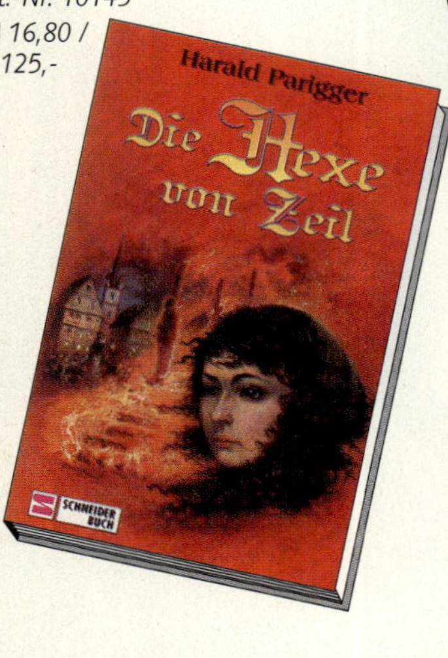

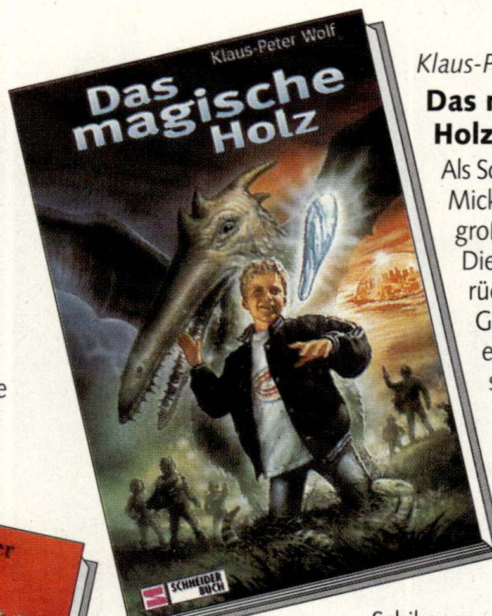

Klaus-Peter Wolf

Das magische Holz

Als Schriftsteller ist Mickys Vater große Klasse. Die verrücktesten Geschichten entlockt er seiner Möglichkeiten-Maschine, einem Schreibcomputer mit allen Schikanen. Als Micky heimlich an das Gerät geht, gerät er mitten in die Zauberwelt seines Vaters und erlebt die tollsten Abenteuer ...

Best.-Nr. 10329

SCHNEIDER BUCH

Viel Spaß beim Lesen.

2632

6

Zum Glück ist mein Vater nicht zu Hause. Nur Angie ist da. Sie steht im Flur, und unter der Schminke ist ihr Gesicht hilflos und erschrocken.

„Gut, daß du kommst!“ sagt sie. „Mama ist total abgefüllt.“

Am liebsten würde ich mich umdrehen und wieder gehen. Ich muß mich richtig zwingen, meinen Parka auszuziehen. Mein Hals fängt an zu kratzen, meine Nase läuft. Bestimmt brüte ich eine Grippe aus.

Mama ist im Schlafzimmer. Sie ist damit beschäftigt, irgendwelchen Kram wegzuwerfen. Sachen, die mit ihrer Beziehung zu Vater zu tun haben und die sie an früher erinnern, nehme ich an.

In der linken Hand hält sie einen großen blauen Müllsack. Sie steht vor der Kommode und wirft alles mögliche hinein: alte Musikkassetten, Fotos, Bücher, Briefe. Dabei sagt sie unaufhörlich: „Scheißkram, alles Mist! Wie kann man bloß so hirnvernagelt blöd sein? Scheiße ...“

Eine Weile stehe ich im Türrahmen und sehe ihr zu. Man merkt, daß ihre Zunge schwer vom Alkohol ist Einmal schwankt sie leicht hin und her, läßt den Sack fallen und hält sich an der Kante der Kommode fest.

„Ich werd's euch zeigen!“ lallt sie. „Das mach' ich nicht länger mit. Nicht mit mir! Irgendwann ist Schluß, es gibt für alles eine Grenze ...“

Dann dreht sie sich um, sieht mich starr an und macht

2 10282-6

zwei Schritte in meine Richtung. Wieder verliert sie das Gleichgewicht. Ich renne los, will ihr entgegen und sie auffangen, doch sie fällt um, noch ehe ich sie erreiche, und schlägt mit der Schulter gegen die Bettkante.

Ich halte die Luft an. Es muß weh tun, verdammt weh, aber sie scheint kaum etwas zu spüren. Sie stöhnt nur leise und liegt irgendwie verrenkt auf dem Teppich, den Kopf dicht neben dem Bett, die linke Schulter hochgeschoben, das Gesicht nach unten.

Ich knie neben ihr. Jetzt steht Angie im Türrahmen, mit weit aufgerissenen Augen. Sie sieht aus wie ein Kinderclown.

„Hey, Mann ..., was ist mit ihr?" fragt sie.

„Sie ist mit der Schulter gegen das Bett geknallt", sage ich und bin selbst erstaunt, wie ruhig meine Stimme klingt. „Ruf den Notarzt an."

Dann versuche ich Mama umzudrehen. Vielleicht ist das falsch, aber ich möchte nicht, daß sie weiter mit dem Gesicht nach unten liegt. Sie ist furchtbar schwer und schlaff wie ein nasser Sack.

„Hilf mir doch!" sage ich. Da kommt Angie, und gemeinsam drehen wir unsere Mutter um. Wieder stöhnt sie. Ihre Augen sind geschlossen. Etwas Speichel rinnt aus ihrem Mundwinkel. Ist sie ohnmächtig?

Angie steht auf und sieht auf uns nieder. „Los doch, du sollst anrufen!" zische ich.

„Aber ... Ich weiß die Nummer nicht! Und was soll ich sagen?"

Jetzt ist sie wirklich wie ein Kind, meine Schwester, die sich für so cool und erwachsen hält und am liebsten Typen anmacht, die älter sind als sie.

Mama bewegt sich; sie stammelt etwas, was ich nicht verstehe. Jetzt schlägt sie die Augen auf. Ihr Blick geht über mich hinweg, verständnislos, als würde sie mich nicht kennen. „Was … ist?“ fragt sie.

„Du bist hingefallen“, sage ich. „Angie, die Nummer steht im Telefonbuch. Sag, Mama ist in der Wohnung gestürzt und mit der Schulter gegen das Bett geknallt. Unsere Adresse wirst du ja wohl noch wissen.“

Sie zögert, dreht sich dann um und verschwindet. Ich hole ein Kissen vom Bett und lege es unter Mamas Kopf. „Und mach starken Kaffee!“ rufe ich Angie nach, bin aber nicht sicher, ob sie mich gehört hat.

Der Blick meiner Mutter, unsicher und flackernd, richtet sich auf mein Gesicht. Eine Frage steht darin.

„Du bist hingefallen“, wiederhole ich. „Hast du Schmerzen? Tut dir die Schulter weh?“

Sie schließt die Augen und gibt keine Antwort. In ihrem Gesicht zuckt es. Ich sehe auf sie hinunter und möchte weinen, doch es kommen keine Tränen. Das ist auch besser so, denn jetzt ist keine Zeit zum Heulen.

Ich merke, wie Mama sich aufbäumt. Sie fängt an zu würgen. Irgendwie gelingt es ihr mit meiner Hilfe, sich zur Seite zu drehen. Sie erbricht auf den Teppich.

Der Geruch ist schrecklich. Sie würgt und würgt. Ich weiß nicht, ob ich Mitleid für sie empfinde oder Verachtung. Vielleicht beides.

Als es vorbei ist, liegt sie mitten im Erbrochenen und schluchzt. Ich renne ins Badezimmer. Unterwegs stoße ich fast mit Angie zusammen. „Was ist?“ frage ich. „Kommen sie?“

„Ja, aber es kann dauern. Soll ich Kaffee machen?“

„Nein, hilf mir. Hol die Küchenrolle und einen Eimer."

Sie geht in die Küche, ohne weitere Fragen zu stellen. Ich raffe Waschlappen und Handtücher an mich und halte sie unters warme Wasser. Mein Herz hämmert wie verrückt. Ich denke: Was soll ich bloß machen? Verdammt, was soll ich tun?

Angie kommt mit einem Plastikeimer und der Küchenrolle unter dem Arm. Wieder bleibt sie in der Tür stehen.

„Du mußt mir helfen", sage ich. „Siehst du nicht, was los ist? Wir müssen sie aus dem Dreck rausholen!"

Mama weint noch immer. Ihr Gesicht ist verschmutzt, auch ihr aprikosenfarbenes Sweatshirt. Es gelingt uns, sie ein kleines Stück zur Seite zu schieben, und sie stöhnt, als wir dabei ihre Schulter bewegen. Ich säubere ihr Gesicht mit den nassen Tüchern. Sogar ihre Haare sind verklebt. Auch ihre Hände sind verschmiert.

Angie schiebt das Erbrochene mit Hilfe des Küchenpapiers in den Eimer. Ich sehe, daß sie sich ekelt. Auch mir ist ein bißchen übel, doch ich denke daran, daß Mama mir als Baby sicher sehr oft den Hintern geputzt und meine Windeln gewechselt hat.

Als sie einigermaßen sauber ist, wickle ich sie in eine Decke, denn sie friert. Sie weint jetzt nicht mehr, liegt nur mit geschlossenen Augen da und sagt kein Wort. Angie ist mit dem Eimer verschwunden und taucht nicht wieder auf. Ich hole den Scheuerlappen und wische die Spuren des Erbrochenen vom Teppich, so gut es geht. Dann reibe ich Mamas Gesicht mit Kölnisch Wasser ab.

Erst jetzt öffnet sie die Augen wieder. Sie sieht mich an. Ihr Blick ist klarer.

„Danke", sagt sie.

7

Ich habe die Grippe, gehe aber trotzdem zur Schule. Erstens kann ich es mir nicht leisten, den Unterricht zu versäumen. Zweitens ist es zu Hause alles andere als gemütlich.

Meine Eltern reden seit Tagen nicht mehr miteinander. Genaugenommen nicht mehr seit dem Nachmittag, an dem Mama in die Notaufnahme mußte. Sie trägt jetzt den Arm in der Schlinge. Ihr Schultergelenk war ausgerenkt.

„Da kannst du mal sehen, was bei deiner Trinkerei herauskommt. Und das ist erst der Anfang!“ Das war alles, was mein Vater gesagt hat, als er nach Hause kam. Natürlich hat Angie ihm alles brühwarm erzählt. Von mir hat er nichts erfahren.

Ich denke, daß ich mit ihm reden sollte, aber mir fehlt einfach die Energie. Es liegt wohl an der Grippe. Ich bin so schlapp, und mein Kopf hämmert, und meine Glieder tun weh.

Doch das ist es nicht allein. Ich halte es auch für sinnlos, mit meinem Vater zu reden. Das sehe ich an seinem Gesicht. Er hat sämtliche Jalousien heruntergelassen und die Zugbrücke hochgezogen. Wenn er so aussieht, kann man palavern, bis man schwarz wird. Mein Vater ist dann wie eine Mauer, an der man sich den Kopf einrennen kann, bis er blutet, ohne etwas zu erreichen.

Dabei denken die meisten Leute von ihm, er wäre so nett und gutmütig und humorvoll, ein richtiger Strahlemann.

Wenn andere dabei sind, ist er witzig und großzügig. Ich glaube auch nicht, daß er sich dann verstellt. Er hat einfach zwei Seiten. Mit der unangenehmeren müssen wir leben, Mama und ich.

Also sage ich nichts. Ich muß sehen, daß ich in der Schule durchhalte. Eigentlich sitze ich nur meine Zeit ab. Aus meinen guten Vorsätzen wird vorerst nichts. Ich versuche ja, zu lernen und mich zu konzentrieren, aber mein Kopf macht einfach nicht mit. Er ist wie ein Bergwerk, in dem gehämmert und geschürft wird. Manchmal schwitze ich so, daß ich naß bin. Die Grippetabletten, die ich einwerfe, nützen kaum etwas.

Immerhin habe ich die Zusage, daß ich in den Osterferien bei Herdinger arbeiten kann. Gestern war ich dort, um mich vorzustellen.

„Kurieren Sie erst mal Ihre Grippe aus", meinte der Typ aus der Personalabteilung. „Sie sehen aus, als gehörten Sie ins Bett. Das ist ein scheußliches Virus, ich bin selbst erst seit zwei Tagen wieder auf den Beinen. Gleich am Montag können Sie bei uns anfangen, falls es Ihnen dann wieder bessergeht."

Das muß es einfach. Ich glaube daran, daß man Krankheiten mit dem Willen besiegen kann. Und dieser Job bei Herdinger kommt mir vor wie ein Silberstreifen am Horizont.

Es geht nicht nur ums Geld. Das ist mir schon wichtig, klar. Aber vielleicht werde ich dabei auch ein Stück selbständiger, lerne interessante Leute kennen. Überhaupt denke ich, daß Buchhändlerin kein schlechter Beruf wäre. Natürlich müßte ich dafür nach dem Abi noch eine mehrjährige Ausbildung machen. Doch eine Arbeit mit Büchern würde mir schon gefallen. Vielleicht bekomme ich ja in den Osterferien etwas mehr Klarheit, wie meine Zukunft aussehen soll. Wenn ich mich nicht selbst darum kümmere, tut es bestimmt kein anderer für mich. Das jedenfalls weiß ich inzwischen genau.

In dieser Woche trinkt Mama nicht. Zumindest merke ich nichts davon. Ich habe das Gefühl, daß sie sich vor uns schämt. Sie ist still und abweisend und kommt nachmittags später nach Hause als sonst. Meine Mutter hat einen Halbtagsjob im Büro eines Steuerberaters. Ich frage mich, wie lange man sie dort noch behalten wird, wenn sie nicht aufhört zu trinken.

Daß ich die Grippe habe, scheint keiner zu merken. Oder es interessiert niemanden. In unserer Familie hat jeder genug mit sich zu tun. „Jeder ist sich selbst der Nächste", das ist ein Spruch, den mein Vater gern abläßt.

Das ganze Wochenende verbringe ich mehr oder minder im Bett. Ich will mich auskurieren, damit ich am Montag wieder fit bin und zu Herdinger gehen kann. Zum Glück ist Angie an beiden Tagen fast ständig unterwegs. Nachts kommt sie erst gegen drei nach Hause. Sehr rücksichtsvoll ist sie dann nicht. Sie schaltet die Deckenlampe ein, trampelt wie eine Elefantenkuh durchs Zimmer, wirft ihre Sachen auf den Fußboden und trällert vor sich hin.

„Mann, bist du ein sauertöpfischer Grufti!" sagt sie, wenn ich mich beschwere. „Hast du die Schlafkrankheit, oder was? Du liegst bloß noch herum und pennst."

„Ich hab' die Grippe", erkläre ich. „Mit Verlaub. An dem Tag, an dem ich dich los bin und ein Zimmer für mich allein habe, mache ich eine Wallfahrt nach Altötting."

Am Montag habe ich kein Fieber mehr, und mein Kopf

ist wieder klarer, aber ich bin noch recht wacklig auf den Beinen. So wacklig, daß ich mich frage, wie ich diesen ersten Tag in der Buchhandlung durchstehen soll. Bestimmt werden sie mir keinen bequemen Sessel anbieten und einen Schreibtisch, auf den ich meine Füße legen kann.

Um meinen Kreislauf in Schwung zu bringen, trinke ich zwei Tassen starken Kaffee. Hunger habe ich nicht, aber es ist wohl vernünftiger, wenn ich nicht mit leerem Magen lostapere. Also esse ich ein Butterbrot und ein Stück Schokolade und stecke einen Apfel in die Jackentasche.

Punkt neun soll ich in der Personalabteilung antreten. Ich treffe dort auf zwei Studenten, die ebenfalls jobben wollen. Einer von ihnen heißt Kit und hat schon öfter in den Semesterferien hier gearbeitet.

„Zuerst werden sie uns wohl im Lager einsetzen", meint er. „Berauschend ist das nicht, aber wenn wir Glück haben, können wir in ein paar Tagen ins Büro oder in den Verkauf. Das ist vielleicht stressiger, aber nicht so öde."

Kit ist einer von denen, die es im Leben leicht haben. Jedenfalls schätze ich ihn so ein. Er ist total locker, redet sofort mit jedem, sieht gut aus und läßt seinen Charme spielen. Bestimmt laufen ihm die Mädchen reihenweise nach. Er lacht viel und gern.

Wenn es so etwas wie Sonntagskinder gibt, ist Kit eines. Kit ist das Gegenteil von Bingo. Vielleicht gibt es ja Menschen, die von Geburt an jede Chance haben. Und solche, die von Anfang an ohne eine Chance sind. Manchmal denke ich, daß es so ist. Auch wenn sich das traurig und unfair anfühlt.

Mein erster Tag bei Herdinger ist anstrengend, aber nicht aufregend. Stunde um Stunde arbeiten wir unten im Lager, bei künstlichem Licht, wie Maulwürfe oder Zwerge. An den Wänden sind riesige Kartons voller Bücher aufgetürmt. Jemand fährt mit einer Art Gabelstapler herum, holt Kartons herunter oder bugsiert welche nach oben.

Die Büchersendungen von den Verlagen müssen ausgepackt und für die jeweiligen Abteilungen und Fachgebiete vorsortiert werden: Belletristik, Krimis, Sport, Tiere, Reisen, Jugendliteratur, Medizin, Esoterik und so weiter. Auch Buchbestellungen werden hier herausgesucht und verpackt.

Immer wieder stoße ich auf Bücher, die mich brennend interessieren. Ich brauche allerhand Selbstbeherrschung, um sie nicht durchzublättern und darin zu lesen. Es ist ungefähr so, als würde man hungrig an einem gedeckten Tisch sitzen, dürfte aber nichts essen.

Nach zweieinhalb Stunden bin ich so müde, als hätte ich Kohlen geschaufelt. Kit, der am Tisch gegenüber steht, meint, das wäre ganz normal.

„Das macht das künstliche Licht. Und die Luft hier ist auch nicht gerade die gute reine Bärenmarken-Alpenluft“, sagt er. „In zehn Minuten ist Vormittagspause, dann ziehst du dir eine Cola rein. Das möbelt deinen Kreislauf wieder auf.“

Ich habe ihm von meiner Grippe erzählt. Kit ist so jemand, der selbst wortkarge Leute dazu bringt, redselig zu werden und ihm die Story ihres Lebens anzuvertrauen. Er scheint sich sogar für das zu interessieren, was man ihm erzählt.

„Besonders glücklich siehst du nicht aus“, sagt er, als ich mit meiner Colaflasche neben ihm auf dem Packtisch sitze. „Das ist doch sicher nicht bloß diese Grippe, wie? Ich könnte wetten, daß du allerhand Probleme am Hals hast.“

Kit hat blaugrüne Augen. So eine Farbe, wie sie das Meer manchmal annimmt, wenn die Sonne scheint. Im Sommer nach Großmutters Tod war ich mit meinen Eltern und Angie auf einer dänischen Insel. Obwohl es mir wegen Großmutter ziemlich bescheiden ging, fand ich es dort unheimlich schön. Seitdem habe ich mir immer gewünscht, noch einmal ans Meer zu fahren.

Seine Haare sind braun. Der Schnitt gefällt mir nicht besonders; er sieht damit irgendwie so nach Zigarettenreklame und Yuppie aus. Ich glaube, Kit kommt aus einer betuchten Familie. Vermutlich ist sein Vater Arzt oder Rechtsanwalt oder Architekt.

Zumindest wirkt er nicht so, als hätte er sich jemals Sorgen um Geld oder seine Ausbildung machen müssen. Bestimmt weiß er auch nicht, wie es ist, wenn man sein Zimmer mit jemandem teilen muß. Um so besser finde ich es, daß er in den Semesterferien jobbt, um Geld zu verdienen, statt seinen Eltern auf der Tasche zu liegen.

Ich merke erst richtig, daß ich Kit von meinem Schulstreß erzähle, als ich schon mittendrin bin. Es scheint ihn auch nicht zu langweilen.

„Das Abi würde ich auf alle Fälle machen, wenn ich du wäre“, sagt er. „Das brauchst du einfach. Und falls du dieses Jahr nicht versetzt wirst, ist das auch kein Beinbruch. Ich mußte auch mal ein Jahr wiederholen, wegen Latein. Meine Eltern haben das ganz locker hingenommen. ‚Dann hängst du eben noch etwas länger zu Hause herum‘, hat mein Vater gesagt. ‚Das kann uns nur recht sein.‘“ Und er lacht.

Ich halte mich an meiner Colaflasche fest und sehe ihn nicht an. Er soll nicht merken, wie sehr ich ihn beneide.

Um seine Sicherheit, seine Lässigkeit. Und darum, daß er keine Ahnung hat, wie es in manchen Familien zugeht.

„Nein", erwidere ich. „Das Schuljahr kann ich nicht wiederholen. Ich kann's einfach nicht."

„Wieso?" fragt Kit. Seine Stimme klingt vorsichtig. „Habt ihr Geldprobleme? Oder sind deine Erzeuger von der strengen, hinterwäldlerischen Sorte?"

Ich schüttle nur den Kopf. Ich kann es ihm nicht erklären. Dazu kenne ich ihn nicht gut genug. Außerdem ist es eine lange Geschichte – zu lang für eine Vormittagspause.

8

Die ganze erste Woche jobbe ich im Lager. Kit ebenfalls. Schon am zweiten Tag ist es nicht mehr so anstrengend. Ich merke, daß die Arbeit im Grunde recht einfach ist. Außerdem erholt sich mein Kreislauf rasch wieder. Daß es mir so schnell bessergeht, hat sicher damit zu tun, daß ich gern zu Herdinger gehe. Und ich gehe gern zu Herdinger, weil Kit da ist. Auch das muß ich mir eingestehen.

An den Abenden versuche ich noch Mathe und Chemie zu lernen, doch viel kommt dabei nicht heraus. Ich bin doch ziemlich müde nach den acht Stunden in der Buchhandlung.

Großmutter hätte wahrscheinlich gesagt: „Am Abend wird der Faule fleißig.“ Oder noch eher: „Jetzt fängst du an zu lernen, wo die Kuh schon aus dem Stall ist ...“ Sie hatte immer solche Sprüche auf Lager. Und damit hätte sie natürlich auch recht, ich weiß es ja selbst. Ich hab' den Schulkram zu lange auf die leichte Schulter genommen. Oder vielmehr habe ich zu lange gebraucht, um mir darüber klar zu werden, worum es geht und was ich will.

„Es schadet nichts, wenn ihr junges Gemüse die Nase mal in den Wind steckt und merkt, wie es im Berufsleben zugeht“, sagt mein Vater beim Abendessen. „In der freien Wirtschaft wird einem heutzutage nichts geschenkt.“ Doch ich merke, er ist stolz darauf, daß ich diesen Job bekommen habe und durchhalte.

„Möchte bloß wissen, wofür Dagny die Kohle so hektisch zusammenrafft." Das kommt von Angie. „Wozu brauchst du's? Willst du auswandern, oder was?"

Sie ahnt nicht, wie nahe sie der Wahrheit ist. Wenn ich könnte, würde ich wirklich auswandern. Nach Schweden oder Norwegen vielleicht. Irgendwohin, wo die Leute nicht wie die Sardinen zusammengepfercht sind. Und wo man noch Luft zum Atmen hat. Je weiter von zu Hause weg, desto besser.

Mama sagt kein Wort. Sie sitzt wie ein Geist mit am Tisch. Ein Geist mit einem Arm in der Schlinge. Eigentlich müßte sie immer dünner werden, denn sie ißt in den letzten Monaten total wenig. Woher ihr Übergewicht kommt, weiß ich nicht. Vielleicht futtert sie ja heimlich. Oder hat Alkohol viele Kalorien?

Ich bin froh, daß ich die Osterferien nicht zu Hause verbringen muß. Wegfahren würden wir sowieso nicht. Und das Wetter ist zu schlecht, um Ausflüge mit der S-Bahn zu machen oder im Park herumzusitzen.

Bei Herdinger ist viel Betrieb. Nachmittags strömen die Kunden nur so herein. „Das Wetter ist gut fürs Geschäft", sagt Herr Weinzierl, der Boß des Lagers, der sehr freundlich ist und mich schon ein paarmal gelobt hat.

„Du gefällst dem Weinzierl", behauptet Kit. „Wahrscheinlich hat er einen Vater-Tochter-Komplex. Er hält dich für ein ernsthaftes, anständiges, gewissenhaftes Mädchen; eins von der aussterbenden Sorte. Und das bist du ja wohl auch."

Ich bin nicht sicher, ob das ein Kompliment sein soll. Eher wohl nicht. Es klingt mehr nach einer langweiligen Nebelkrähe Marke Bleyle-Unterhosen. Kit lacht, als ich ihm das sage.

„Was dir fehlt, ist Selbstvertrauen. Wie sollen andere dich mögen, wenn du dich selbst nicht magst?"

Das ist eine gute Frage. „Könnte es nicht umgekehrt funktionieren?" frage ich zurück. „Vielleicht kann man sich erst mögen, wenn man von anderen gemocht wird?"

Doch Kit behauptet, die Reihenfolge wäre entgegengesetzt.

Ich bin da nicht so sicher. Wenn Kinder von ihren Eltern nicht geliebt und angenommen werden, so wie sie sind, wie sollen sie dann lernen, zu sich selbst zu stehen?

In den Mittagspausen sitzt Kit nie bei mir. Er hat seinen Platz an einem Tisch unter lauter Buchhändlerinnen, die er schon ewig kennt. Er arbeitet ja nicht zum erstenmal hier. Ich sitze zwischen Herrn Weinzierl und seinem Assistenten. Die beiden bemühen sich, nett zu mir zu sein, und ich bemühe mich, nicht zum Fenster hinüberzusehen, wo Kit mit den fünf Tussis flirtet. An seinem Tisch wird viel gelacht. Die Buchhändlerinnen sind alle so zwischen zwanzig und dreißig, gut angezogen und attraktiv. Verglichen mit ihnen bin ich unscheinbar wie ein Spatz unter Paradiesvögeln.

Es ist nicht so, daß ich in Kit verliebt wäre. Ich weiß, wie es sich anfühlt, verliebt zu sein. Aber seine Gegenwart tut mir gut. Wenn ich mit Kit zusammen bin, komme ich mir vor wie ein Bergmann, der aus seiner Grube hochfährt und merkt, daß es außer der Finsternis in den Gängen und Stollen auch noch das Tageslicht gibt, die Sonne und den Himmel und seine Gestirne.

Deshalb ist mir klar, ich muß aufpassen, daß Kit nicht zu wichtig für mich wird. Ich verstehe ja, daß er gern mit den Buchhändlerinnen zusammen ist. Sie sind in seinem Alter, sind unabhängig und unbeschwert, haben wie er Spaß am Leben.

Am Gründonnerstag kurz vor sechs sagt Kit zu mir: „Hast du heute schon was vor, Äffchen?“ So nennt er mich immer, weil er findet, daß ich so traurig aussehe wie ein kleiner Affe im Zoo. „Jetzt, wenn wir hier losgelassen werden, meine ich?“

„Nein, hab' ich nicht!“ sage ich sofort, obwohl das nicht stimmt. Eigentlich wollte ich ins Kino gehen. Das leiste ich mir selten, aber ich finde, daß ich es mir diese Woche verdient habe. Und es läuft ein Film, der mich interessiert.

„Okay, dann gehen wir zum Italiener. Ich könnte mal wieder eine Pizza vertragen, eine, die so richtig über den Tellerrand hängt.“

Essen gehen mit Kit, das ist besser als jeder Film. Als wir zusammen durch die automatische Glastür treten, sehe ich ein Stück blauen Himmel zwischen den Regenwolken, hoch über den Dächern der Stadt. Da ist sie wieder, die Geschichte vom Bergmann, der aus der Dunkelheit seiner Grube kommt und das Licht und den Himmel sieht.

Kit führt mich in die Nähe des Doms, zu einem Lokal, das ziemlich gestylt wirkt. Natürlich kennt er den Besitzer. Er scheint Gott und die Welt zu kennen und sich mit jedem prima zu verstehen.

„Hast du eine neue Freundin?“ fragt der Inhaber, der wie Robert De Niro aussieht. Dabei wirft er mir einen freundlichen Blick zu.

Kit lacht. „Du weißt doch, ich hab' an jedem Finger zehn, Carlo!“

„Dann paß nur auf, daß du dich nicht mal verrechnest.“

Ich erschrecke, als ich die Speisekarte aufschlage. Die

Preise sind mehr als stolz. Doch dann denke ich, daß dieser Ausflug aus meinem Bergwerk sicher mehr wert ist als einen Fünfzigmarkschein. Und daß man auch Sparsamkeit übertreiben kann.

„Du brauchst nicht auf die Preise zu schielen", sagt Kit. „Ich lade dich ein."

Aber das will ich nicht. „Du verdienst nicht mehr als ich. Und du jobbst bestimmt auch nicht, weil du so geil aufs Arbeiten bist."

„Erstens", erwidert Kit, während der Ober die Kerze auf unserem Tisch anzündet, „machen sie mir hier Sonderpreise. Zweitens sind meine Eltern nicht knauserig. Und drittens arbeite ich bei Herdinger, weil ich selbst mal einen Buchladen aufmachen möchte, wenn ich meinen Betriebswirt habe. Es tut mir gut, schon ein bißchen hinter die Kulissen zu schauen, verstehst du? Aber sag im Laden keinem was davon, sonst denken die, sie würden eine Schlange an ihrem Busen nähren."

Ich habe nie eine bessere Pizza gegessen. Wir trinken Rotwein dazu, und auch der schmeckt mir, obwohl ich eigentlich keinen Wein mag. Kit erzählt von seiner Schwester, die zwei Jahre älter ist als er und eine passionierte Reiterin, wie er sich ausdrückt. Sie hat schon mehrere Pokale auf Springturnieren gewonnen.

„Ich hasse Springturniere!" sage ich. „Das ist Tierquälerei. Die Pferde werden über immer höhere Hindernisse gehetzt. Ich hab' gelesen, daß beim Training die brutalsten Mittel eingesetzt werden, um sie zu zwingen, so hoch zu springen, wie das in den Wettkämpfen verlangt wird. Zum Beispiel schnallt man den Pferden Ledergamaschen um das Fesselbein und das Kronbein, die mit spitzen Nägeln gespickt sind. Darüber kommen Bandagen, mit denen die Gamaschen verdeckt werden. Sobald das Pferd gegen ein Hindernis stößt, dringen die Nägel in die Knochenhaut ein. Du weißt vielleicht, wie empfindlich Knochenhaut ist."

Kit sieht mich verwundert an. „So was würde meine Schwester nie machen", behauptet er.

„Du meinst, ihr Pferd springt freiwillig über diese mörderischen Hindernisse?"

„Sicher, warum nicht?"

Ich merke, daß er keine Ahnung hat. „Es macht mich krank, wenn Pferde als Sportgeräte benutzt werden, mit denen irgendwelche Fuzzis ihren Ehrgeiz befriedigen", sage ich. „Wenn die Tiere sich dabei verletzen oder früh verbraucht sind, werden sie einfach abgeschoben – auf diese grausamen Schlachttransporte zum Beispiel. Eigentlich haben wir kein Recht, Tiere für unsere Zwecke zu mißbrauchen. Wir können es nur tun, weil wir die Stärkeren sind. Beschissen bleibt es auf alle Fälle."

Doch mir ist klar, daß Kit mich nicht versteht. Eine Zeitlang schweigen wir. Kit hat keine Beziehung zu Tieren, das ist es. Ich weiß ja, daß es viele Menschen gibt, die Tiere nicht als fühlende Wesen sehen und für die Tierschutz etwas ist, was nur ein paar Spinner betreiben. Das habe ich schon öfter erlebt. Daß auch Kit zu diesen Leuten gehört, enttäuscht mich. Zum erstenmal sind wir auf ein Thema gestoßen, über das wir nicht reden können.

Bei jedem anderen als Kit würde es mir nichts ausmachen zu streiten. Ich sage mir, daß er nichts dafür kann, weil er wohl nie gelernt hat, Tiere als das zu betrachten, was sie sind – unsere kleinen Brüder, wie die Indianer sagen.

Ich kaue auf meiner Pizza herum. Kit findet mit seiner

gewohnten Leichtigkeit ein anderes, unverfänglicheres Thema. Er fragt mich, ob ich einen Freund hätte. Als ob er nicht längst wüßte, daß ich keinen habe.

„Nein", sage ich. „Das ist ein Problem, das ich nicht auch noch brauche. Echt nicht!"

Er lacht. „Mann, bist du immer so vernünftig?"

Ich denke an Bingo. „Nein", sage ich. „Leider nicht. Aber vielen Leuten ginge es besser, wenn sie allein leben würden."

„Aha, daher weht der Wind." Kit nickt. „Deine Eltern, was? Vielleicht hast du ja recht. Manchmal handelt man sich mit Beziehungskisten nur Streß ein."

Dann erzählt er von seiner Freundin Anne-Marie, die ihn verlassen hat. Die Art, in der er von ihr spricht, zeigt mir, daß es ihn echt getroffen hat, obwohl er eine lockere Miene aufsetzt.

„Sie hält mich für oberflächlich", sagt er. „So hat sie's zwar nicht ausgedrückt, nicht mit diesen Worten, aber sie hat es durchblicken lassen."

Ich frage, wie lange es her ist, seit sie sich getrennt haben.

„Zwei Wochen", sagt er.

„Zwei Wochen erst? Dann ist es ja vielleicht nicht für immer und ewig."

Kit behauptet, Anne-Marie wäre eine Frau, die konsequenter ist als ein Mafiaboß. „Ich könnte vor ihr auf die Knie fallen und ihre Füße küssen und mir die Haare büschelweise ausreißen, es würde nichts ändern."

„Ich glaub's trotzdem noch nicht. Hat sie genau gesagt, was ihr an dir nicht paßt?"

„Nicht direkt. Na ja, für sie bin ich ein Sunnyboy, der

verwöhnte Sohn wohlhabender Eltern mit Hang zum dynamischen Aufsteiger – all so was …“

Genau das habe ich auch von ihm gedacht. Er ist es wirklich. Und doch nicht nur das allein. Ich denke, daß Kit auch andere Seiten hat. Das Talent, das Leben von seiner schönen Seite zu sehen, zum Beispiel, und andere damit anzustecken.

„Was siehst du mich so an?“ fragt er. Seine graugrünen Augen sehen im Kerzenlicht genauso aus wie das Meer an der Badebucht von Langeland.

Ich antworte mit einer Gegenfrage: „Geht dir das mit der Trennung eigentlich unter die Haut?“

Er streicht seine Haarlocke aus der Stirn und schüttelt den Kopf, so daß sie sofort wieder nach vorn fällt. „Klar, was glaubst du denn? Denkst du, es läßt mich kalt? Du hältst mich wohl für einen absoluten Elefanten?“

„Elefanten sind sehr empfindsame Tiere“, sage ich. „Entschuldige, aber falls es dir dreckig gehen sollte, merkt man es dir jedenfalls nicht an. Ich hab’ kaum jemals einen Typen so viel lachen sehen wie dich in den letzten Tagen.“

Das trifft ihn, ich spüre es. „Soll ich herumlaufen und jedem mein Elend ins Ohr sabbeln? *Werthers Leiden* ist nicht mein Fall, du.“

Er erinnert mich plötzlich an meinen Vater. „Nein“, erwidere ich. „Sicher nicht. Aber traurig sein über etwas, Schmerz zulassen, das ist für mich nicht pausenloses Heulen und Zähneknirschen in aller Öffentlichkeit. Aber auch nicht lachen und so tun, als ob nichts wäre, und einen auf obercool machen, wenn du verstehst, was ich meine.“

„Soll ich lieber durch die Landschaft tapern wie du, mit diesen traurigen Äffchenaugen?“

Es tut mir weh, daß Kit das sagt. Ob er mit Absicht zurückschlägt? Dabei wollte ich ihn nicht treffen.

„Vielleicht“, antworte ich. „Warum soll man den anderen vorspielen, daß es einem phantastisch geht, wenn's doch gar nicht stimmt?“

„Seine Gefühle zur Schau stellen und das Volk damit anöden – damit gewinnt man heutzutage keinen Blumentopf. Das ist nicht mehr gefragt“, erklärt er.

„Ich weiß nicht, ob es darum geht, Blumentöpfe zu gewinnen.“ Mehr sage ich nicht dazu. Denn ich merke, daß er zumacht wie eine Muschel, die ihre Schale schließt. Das ist das zweite Thema an diesem Abend, das wir nicht ausdiskutieren können, Kit und ich. Wir sehen uns im Schein der Kerze an, und ich denke, daß wir einiges voneinander lernen könnten – ich von ihm und er von mir.

„Du bist ein seltsames Mädchen“, sagt er. „Ein seltsames Äffchen.“

„Ich heiße Dagny“, sage ich.

9

Zum Glück ist die Buchhandlung am Vormittag des Karsamstags geöffnet. Das heißt, ich kann arbeiten gehen. Vier Tage hintereinander zu Hause bei meiner Familie, das wäre kaum auszuhalten. Ich mag Feiertage nicht. Da gibt es bei uns fast immer Streß.

Meine Eltern schlafen jetzt getrennt. Mama ist im Schlafzimmer geblieben, Vater übernachtet auf dem Sofa im Wohnzimmer. An den Feiertagen stehen beide erst gegen Mittag auf. Auch Angie schläft lange. Ich bin froh darüber. Ich sitze allein in der Küche und frühstücke und lese.

Diesmal streiten meine Eltern nicht, doch die Art, wie sie miteinander umgehen, ist fast schlimmer als Streit. Sie wechseln kein Wort, sehen sich auch nicht an, aber man kann ihre aufgestaute Wut, all das, was sie einander vorwerfen wollen und mühsam unterdrücken, förmlich riechen. Wenn ich mit ihnen zusammen in einem Raum bin, merke ich, wie angespannt mein ganzer Körper ist, so, als wäre ich darauf vorbereitet, daß jeden Augenblick eine Katastrophe passiert – ein Erdbeben vielleicht, oder eine Explosion.

Gut, daß ich am Dienstag wieder in die U-Bahn steigen und zu Herdinger fahren kann. Diese Woche bin ich im Büro, in der Registratur. Kit hat mehr Glück. Jemand erzählt mir, daß er für den Verkauf eingeteilt ist. Wahrscheinlich stecken die Buchhändlerinnen dahinter, zu denen er so einen guten Draht hat.

Die Frau, die mir zeigt, was ich tun soll, ist schon älter und spricht nur das Nötigste mit mir. Da ich auch nicht besonders gesprächig bin, wird es ein Tag, der sich endlos hinzieht, denn auch das Einordnen von Post und Lieferscheinen ist nicht gerade maßlos spannend.

Kit fehlt mir. Ich vermisse seine witzigen Bemerkungen, das rasche Aufleuchten seiner Augen, sein Lachen. In der Vormittagspause treffe ich ihn flüchtig am Kaffeeautomaten. Er hat es eilig, wieder nach oben zu kommen.

„Hallo, Äffchen!“ sagt er. „Wo haben sie dich hingesteckt?“

Als ich erzähle, wo ich gelandet bin, macht er ein mitleidiges Gesicht. „Paß auf, daß du keine Stauballergie kriegst“, meint er noch und ist schon wieder mit seinem Pappbecher verschwunden.

Der Silberstreif am Horizont, den ich während der letzten Woche gesehen habe, verblaßt zusehends. Ich muß aufpassen, daß ich nicht in Selbstmitleid versinke. Mittags esse ich nicht im Casino. Ich rede mir ein, daß ich keinen Hunger habe, doch im Grunde geht es mehr darum, daß ich Kit nicht wieder mitten in seinem Hühnerhof sitzen sehen mag.

Ich tapere durch die Stadt, gehe und gehe, ohne Ziel, bis ich ins Bahnhofsviertel komme. In der Auslage eines Kaufhauses liegt ein blauer Regenmantel mit glockigem Schnitt, der mir sehr gefällt. Klar, daß er viel zu teuer für mich ist. Ich müßte alles Geld hinlegen, das ich bei Herdinger verdiene, um ihn zu bekommen.

Noch während ich da stehe, sehe ich unter den Gesichtern, die sich im Schaufenster spiegeln, eines, das mir bekannt vorkommt: sehr schmal, fast knochig, mit hellen Augen unter einer hohen, gewölbten Stirn, die Haare nach hinten gekämmt; und im Ohr glänzt ein kleiner Ring …

Rasch drehe ich mich um. Er ist groß. Unter all den Leuten, die die Straße entlanggehen, bemerke ich ihn. Sein Kopf ragt aus der Menge, seine blonden Haare sind im Nacken zusammengefaßt.

„Bingo!"

Ich weiß nicht, wie laut ich gerufen habe. Zwei oder drei Frauen drehen sich nach mir um, aber nicht er. Ich renne los, versuche mich durch die Menge zu drängen. Es ist wie im Traum, wo man laufen möchte und doch nicht kann. Ich komme kaum vorwärts.

Eine Ampel schaltet auf Grün. Ein Teil der Fußgänger hat die Straße überquert, ein Teil bleibt zurück. Ich bin unter denen, die zurückbleiben. Der blonde Typ, der Bingo sein könnte, ist verschwunden.

Jetzt merke ich, es ist höchste Zeit, zu Herdinger zurückzugehen. Fünf Minuten komme ich zu spät, doch Frau Bergström sagt nichts. Sie arbeitet stundenlang, ohne aufzusehen. Ich gebe mir Mühe, mich auf die Ablage zu konzentrieren, muß aber immer wieder an Bingo denken. Es könnte doch sein, daß er nicht mehr in Frankfurt bleiben wollte. Vielleicht kommt er nach den Osterferien wieder durch die Tür, geht an meinem Stuhl vorbei und sieht mich an. Aber nein, auf die Penne geht er sicher nicht wieder. Darauf könnte ich wetten.

Abends treffe ich Kit an der Glastür. Er ist nicht allein. Eine von den Buchhändlerinnen ist bei ihm, ein großes, blondes Mädchen mit superkurzem Rock und taillierter Seidenjacke. Sie hat eine sehr gute Figur.

„Servus, Kit", sage ich.

Einen Moment lang sieht er mich an, als wüßte er nicht,

wer ich bin. „Oh, hallo, Äffchen!“ sagt er dann. „Ciao, mach’s gut, bis morgen.“

Die beiden gehen den Bürgersteig entlang. Sie lachen über etwas. Wahrscheinlich hat er der Blonden erzählt, weshalb er mich „Äffchen“ nennt.

Ich fahre nicht gleich nach Hause, obwohl ich müde bin. Ich gehe noch einmal ins Bahnhofsviertel, vorbei an dem Kaufhaus, in dem der blaue Mantel ausgestellt ist. Doch der Mantel ist nicht der Grund, weshalb ich hergekommen bin.

Die Bahnhofshalle ist wie immer voller Leute, die irgendeinem unbekannten Ziel entgegenhasten. Doch dazwischen gibt es auch andere, die jede Menge Zeit haben – Penner in zu großen Mänteln, die ihr Hab und Gut in Plastiktüten mit sich herumtragen, und in den Ecken die Junkies, halbe Kinder noch, einzeln und in Gruppen, mit verlorenen Gesichtern.

Ich weiß, warum sie hier stehen. Sie haben kein Zuhause, sind aus oft unerträglichen Verhältnissen weggelaufen, schaffen an, haschen und kiffen und hängen an der Nadel, während die älteren, die Penner, dem Alkohol verfallen sind.

Langsam umrunde ich die Halle, sehe mir verstohlen die Gesichter an und denke, daß alles besser ist, als hier zu stehen und sich zu verkaufen. Doch vielleicht gibt es ja Schlimmeres. Für diese Kids scheint es so zu sein; für sie ist es wohl so, daß es Schlimmeres gab, dem sie entrinnen wollten.

Beim Zeitungsstand kommt ein junger Typ mit Lederjacke und weichen, hübschen Gesichtszügen auf mich zu und fragt, ob ich Geld für ihn hätte.

Ich gebe ihm zehn Mark. Mehr habe ich nicht bei mir.

„Suchst du jemanden?“ fragt er.

Ich zögere einen Augenblick. „Ja“, sage ich dann. „Ich suche Bingo.“

„Bingo? Wie sieht der aus?“

„Er hat blonde Haare, hinten zusammengebunden, und helle Augen. Ungefähr so alt wie ich.“

Sein Blick ist unstet. Er gleitet über mich hinweg, schweift durch die Halle, kehrt zurück, heftet sich auf den Boden zwischen unseren Füßen. Doch das ist wohl immer so bei ihm, es hat sicher nichts mit meiner Frage zu tun.

„Kenn’ ich nicht“, sagt er dann. „Ist der neu hier?“

Ich will ihm erklären, daß Bingo, falls er überhaupt hier ist, vor kurzem aus Frankfurt gekommen sein muß, lasse es dann aber.

„Danke“, sage ich nur. „Viel Glück.“

Jetzt sieht er mich voll an. „Soll ich ihm was ausrichten, falls ich ihn treffe?“

„Nein, du. Ich … ich schaue mal wieder vorbei.“

Gegen acht bin ich daheim. Mein Vater ist seit heute früh auf Geschäftsreise. Angie ist unterwegs. Mama hat nicht gekocht, aber das tut sie in den letzten Monaten kaum noch. Schlimmer ist, daß sie wieder getrunken hat.

Diesmal hat sie sich im Schlafzimmer eingeschlossen. Ich höre sie drinnen rumoren und Selbstgespräche führen. Hinter dem Küchenvorhang steht eine halbvolle Flasche Sherry. Ich nehme sie und schütte den Rest ins Abwaschbecken.

10

Der blaue Müllsack steht noch immer in einer Ecke des Flurs. Keiner hat ihn weggeräumt seit dem Tag, an dem Mama sich das Schultergelenk ausrenkte. Damit er nicht irgendwann in der Abfalltonne landet, trage ich ihn auf den Dachboden. Vielleicht tut es Mama ja eines Tages leid, daß sie all das weggeworfen hat, und sie ist froh, wenn sie das eine oder andere Erinnerungsstück wiederfindet.

Auf der Treppe zum Speicher merke ich, daß eine Ecke des Plastiksacks eingerissen ist. Ein kleiner schwarzer Gegenstand ragt heraus. Ich schiebe ihn zurück; doch als ich die Lattentür unseres Verschlags aufschließe, ist das Ding wieder da. Jetzt hat es sich ein Stück weiter nach draußen gebohrt. Es ist eine alte Musikkassette. Ich stecke sie in die Gesäßtasche meiner Jeans und nehme sie mit nach unten.

Inzwischen ist Angie nach Hause gekommen. Sie fragt, ob ich ihr fünfzig Mark leihen kann.

„Mama gibt mir mein Taschengeld nicht", mosert sie. „Sie ist angeblich pleite. Und Paps kommt erst übermorgen wieder. Du verdienst doch jetzt. Sobald Paps zurück ist, hast du die Kohle wieder, ich schwör's dir!"

Ich kenne Angies Schwüre. „Nein", sage ich. „Bei Herdinger krieg' ich erst am Samstag Geld. Du mußt eben warten, bis Vater wieder hier ist, wenn du so sicher bist, daß er's dir gibt."

„Ich brauch' die fünfzig Eier aber heute noch! Und tu nicht so, als hättest du nichts. Ich weiß genau, daß du ein alter Raffzahn bist. Wo hast du's versteckt – in der Matratze etwa?"

„Sorry", sage ich. „Wofür brauchst du so dringend Geld?"

Natürlich bekomme ich keine Antwort. Sie wirft mir nur einen mörderischen Blick zu, zieht sich um, schminkt sich und geht wieder aus dem Haus. Zur Zeit ist Angie praktisch jeden Abend unterwegs, zu ihren Rave-Parties oder in die Disco.

Ich habe so meine Vermutungen, wozu sie die fünfzig Mark braucht. Angie nimmt gelegentlich Ecstasy, das weiß ich. Ihre Clique hat ihr das Zeug aufgeschwatzt. Angie behauptet, es wäre ungefährlich und würde nicht abhängig machen. Trotzdem würde ich so was nie nehmen. Ich habe ihr gesagt, daß jede Droge Nebenwirkungen hat; und Ecstasy ist eine harte Droge. Außerdem weiß man nie, von welchen kriminellen Amateurmixern so eine Tablette hergestellt wird. Einmal soll sogar Rattengift in Ecstasy-Tabletten enthalten gewesen sein. Und weil die Droge Glücksgefühle hervorruft, macht sie auf Dauer sicher auch psychisch abhängig.

Natürlich hört Angie nicht auf mich. Sie meint, ich könnte mir meine Moralpredigten sparen. Vielleicht muß sie ihre Erfahrungen ja auch wirklich selbst machen.

Als ich die Jeans ausziehe, fällt die Kassette heraus. Ich lese, was auf dem Etikett steht: *Don McLean: Vincent.*

Den Namen Don McLean hab' ich schon mal gehört. Ein Oldie-Sänger aus der Hippie-Flower-Power-Zeit. Der Zeit, als meine Mutter so jung war wie ich. Weil ich nicht schlafen kann und weil ich nichts Besseres zu tun habe, schiebe ich die Kassette in meinen Recorder.

Die Stimme gefällt mir. Sie ist sanft, ein bißchen schleppend. Ich mag auch die Musik. Eine Weile höre ich auf die Melodie, ohne auf den Text zu achten.

Der dritte Song, *Vincent*, gefällt mir am besten. Ich drükke die Wiederholungstaste, höre ihn mir noch mal an, dann ein drittes und viertes Mal.

Der Text, gesungen von dieser Stimme, geht mir unter die Haut. Es dauert einige Zeit, bis ich begreife, daß es ein Lied über Vincent van Gogh ist, über seinen Selbstmord. Da ist eine Stelle, die mich besonders bewegt:

And when no hope was left inside
on that starry, starry night
you took your life, as lovers often do.
But I could have told you, Vincent –
this world was never ment
for one as beautiful as you …

Melodie und Worte sind noch in meinem Kopf, meinem Herzen, als ich den Recorder längst abgeschaltet habe. Ich liege im Bett und bin traurig. Doch es ist eine sanfte, lebendige Traurigkeit, die nicht schmerzt.

Vor meinen geschlossenen Augen taucht das Selbstbildnis Vincent van Goghs auf, jenes Bild mit dem verbundenen Ohr, das er sich in einem Anfall von Selbsthaß oder Verzweiflung abgeschnitten hat. Sein Selbstmord, so denke ich, war wohl nur der letzte Schritt auf diesem Weg, ein Ende, so leidenschaftlich wie seine Bilder, auf denen jeder Pinselstrich wie eine Flamme ist.

Die Vorhänge sind nicht zugezogen. Ein leichter Frühlingswind kommt durchs gekippte Fenster herein. Ich sehe ein Stück Himmel hinter der Scheibe, und er ist voller

Sterne, wie in dem Lied von Vincent. Es summt weiter in mir, traurig und tröstlich zugleich, als ich einschlafe.

In den folgenden Tagen sehe ich Kit kaum noch. Er ist wohl einer von denen, die sehr schnell und leicht Kontakt zu anderen aufnehmen und diesen Kontakt ebenso schnell und leicht wieder fallenlassen.

Samstag ist mein letzter Arbeitstag bei Herdinger. In der Personalabteilung bekomme ich meinen Scheck und einen Händedruck.

„Wenn Sie mögen, können Sie in den Sommerferien wieder bei uns arbeiten", sagt Herr Trautmann. „Melden Sie sich doch rechtzeitig! Zuverlässige junge Leute können wir immer brauchen."

Ich nicke. An den Sommer mag ich nicht denken. Er ist wie eine Insel weit draußen im Meer, von der ich nicht weiß, ob sie blühendes Land oder ein öder, verlassener Ort ist; und auch der Weg dorthin ist ungewiß. Vielleicht ist er nur mühsam, vielleicht aber auch lebensgefährlich.

Ich möchte mich von Kit verabschieden. Irgendwo tief drinnen habe ich noch die Hoffnung, daß er nach meiner Telefonnummer fragt und mir die seine gibt und daß er sagt: „Können wir uns mal wieder treffen, Äffchen? Wie wär's nächstes oder übernächstes Wochenende?"

Ich versuche es mir auszureden, versuche mich selbst davon zu überzeugen, daß es nicht wichtig ist, ob ich ihn je wiedersehe und ob er mich wiedersehen will. Damit will ich mich wohl gegen die Enttäuschung wappnen wie ein Ritter, der vor dem Kampf sein Visier herunterläßt.

Ich gehe auch ins Lager und verabschiede mich von Herrn Weinzierl. Er ist sehr nett, klopft mir auf die Wange und sagt: „Passen Sie auf sich auf, Kind. Und sehen Sie zu, daß Sie ein bißchen fröhlicher werden.“

Das ist freundlich gemeint, aber dumm. Es gibt nichts darauf zu antworten. Ich bedanke mich jedenfalls dafür, daß er so geduldig mit mir war. Da ist er richtig gerührt und bekommt nasse Augen.

Kit ist nirgends zu finden. Vielleicht ist er schon weg, oder er schlappt noch durch die Hallen und läßt seinen Charme spielen. Schließlich gebe ich es auf, ihn zu suchen. Ich komme mir so blödsinnig dabei vor. Trotzdem bleibe ich draußen auf dem Platz noch eine Weile stehen und behalte die automatische Glastür von Herdinger im Auge. Vielleicht kommt er ja noch heraus.

Das tut er auch. Diesmal ist er von drei Buchhändlerinnen umringt. Zögernd mache ich ein paar Schritte in seine Richtung und denke dabei: Nein, laß es bleiben! Hau ab, vergiß es!

Dann, ehe ich mich noch entschlossen habe, passiert alles auf einmal. Von rechts taucht eine junge Frau mit üppigen roten Locken und einem langen, bunten Rock auf. Sie ist schneller als ich, erreicht Kit vor mir, der stehenbleibt und überrascht sagt: „Anne-Marie, was machst du denn hier? Ich dachte, du kommst erst morgen zurück …“

Das ist sie also. Ich hatte recht: Das mit der Trennung war doch nicht endgültig. Sie gefällt mir. Ich denke, daß ich sie gern kennenlernen würde. Wenn die Buchhandels-Tussis nicht wären, könnte ich hingehen, und er würde sie mir vielleicht vorstellen.

Noch immer stehe ich wie angewurzelt da. Kit küßt Anne-Marie. Sie sagt etwas, was ich nicht verstehe. Die Buchhändlerinnen rufen: „Also dann, ciao, bis bald!“ und gehen zusammen weiter. Jetzt … Jetzt könnte ich es versuchen, wenn ich mutig wäre …

Kit legt den Arm um seine Freundin. Sie kommen auf mich zu. Ich sage: „Hallo, Kit, servus …"

Sein Blick streift mein Gesicht, fern und abwesend, als wären wir uns nur einmal flüchtig begegnet, vor langer Zeit. „Oh, hallo, servus!" murmelt er. Anne-Marie nickt mir zu. Dann sind sie an mir vorbei.

Ich sehe ihnen nach. Warum tut es nur so weh? Ich habe es doch gewußt. Gab es außer Großmutter je einen Menschen, dem ich wirklich etwas bedeutet habe? Sylvie vielleicht. Aber auch sie hat rasch Ersatz für mich gefunden.

Mitten in der U-Bahn losheulen, unter lauter fremdem Volk, das geht nicht. In meiner Nase und hinter meinen Augäpfeln prickelt es. Meine Kehle schmerzt wie von einem Muskelkrampf. Der Mann, der mir gegenübersteht, starrt mich an. Ich komme mir vor wie ein seltener Käfer unter dem Mikroskop und steige bei der nächsten Haltestelle aus, obwohl ich noch nicht am Ziel bin. Was ist das überhaupt, mein Ziel? Bestimmt nicht die Wohnung in der Lützelstraße 11, dritter Stock.

11

Die Schule hat wieder angefangen, doch Bingo ist nicht aufgetaucht. Es scheint auch noch immer keiner etwas von ihm zu wissen.

„Seine Mutter hat eine Vermißtenmeldung aufgegeben, glaube ich“, sagt Lisa. „Jedenfalls hab' ich das von irgendwem gehört.“

„Der kommt nicht wieder“, meint Lars, der trotz seines nordischen Namens klein und knubbelig ist und schwarze Haare hat. „Schön blöd müßte er sein, wenn er wie der verlorene Sohn wieder hier antapern würde.“

Ich erzähle weder etwas von Frankfurt noch davon, daß ich Bingo vielleicht in der Nähe des Bahnhofs gesehen habe. Das geht keinen etwas an.

Eigentlich habe ich mir vorgenommen, bei der nächsten Mathestunde mit Frau Dr. Meyer-Bruchfeldt wegen des Paukunterrichts zu reden. Dann tue ich es aber doch nicht und verschiebe es auf die kommende Woche. Irgendwie habe ich keinen Nerv dazu. Ich bin überhaupt total energielos und möchte mich am liebsten in einem Erdloch verbuddeln.

Dabei weiß ich, daß es höchste Zeit ist, etwas zu unternehmen.

Was die Schule angeht, ist es für mich fast schon fünf nach zwölf. Immerhin kann ich mich dazu überwinden, abends noch zu lernen, während meine Eltern in verschiedenen Ecken des Wohnzimmers sitzen und in die Glotze schauen und Angie meistens auf Disco-Tour ist, zusammen mit einem ihrer „coolen“ Freunde.

Ich pauke und habe dabei doch das Gefühl, daß ich auf verlorenem Posten stehe, ungefähr wie ein Kapitän auf einem sinkenden Schiff. Daran wird auch keine noch so geniale Nachhilfelehrerin etwas ändern können, denke ich. Ich werde dabei nur meine sauer verdiente Kohle los, die ich möglicherweise eines Tages dringend für etwas anderes brauche. Das Geld kommt mir vor wie ein Rettungsring, den ich nicht leichtfertig weggeben darf; ein „Notnagel“, wie Großmutter das genannt hätte.

Also sage ich auch in der folgenden Woche nach der Mathestunde nichts, und Frau Dr. Meyer-Bruchfeldt sieht an mir vorbei. Wahrscheinlich denkt sie, ich müßte selbst wissen, was ich tue, nachdem sie ihre pädagogische Pflicht erfüllt und mich gewarnt hat.

Die zweite Aprilhälfte ist vollgepackt mit Klassenarbeiten. Trotz aller Paukerei kann ich meine Punktezahl kaum verbessern. Auch zu Hause herrscht nicht gerade Friede-Freude-Eierkuchen. Meine Eltern sprechen zwar wieder miteinander, aber nur das Nötigste, und in einem Ton, der die Regentropfen in der Luft zu Eis gefrieren lassen könnte. Sie schlafen weiter in getrennten Zimmern. Und Mama trinkt. Nicht so, daß sie wieder die Fassung verliert, aber doch ständig. Ich merke es an ihrem Benehmen, der Art, wie sie sich bewegt und redet, und natürlich an der Alkoholfahne, die sie umweht und die sich auch mit Pfefferminzbonbons und Kaugummi nicht überdecken läßt, selbst wenn sie das offenbar glaubt. Ich versuche nicht noch einmal, sie zu überreden, einen Entzug zu machen oder in eine AA-Gruppe zu gehen. Es würde nichts bringen. Sie will ja nicht

3 10282-6

einmal zugeben, daß sie trinkt – weder vor sich selbst noch vor andern.

Eines Tages sehe ich ein Rezept auf der Kommode im Flur liegen, das auf ihren Namen ausgestellt ist. Es ist von einem Dr. Klein, Facharzt für Neurologie und Psychiatrie.

Das also ist der Arzt, der Mama die Beruhigungsmittel verordnet. Ich notiere mir die Adresse und Telefonnummer, rasch und heimlich, während Mama gerade in der Küche ist. Irgendwie habe ich das Gefühl, ich sollte mit diesem Dr. Klein reden, auch wenn mich der Gedanke überhaupt nicht freut. Er verschreibt meiner Mutter Psychopharmaka, ohne zu wissen oder zu merken, daß sie Alkoholikerin ist. Beruhigungsmittel und Alkohol, das ist eine üble Kombination, wie so ziemlich jeder Mensch weiß.

Außerdem denke ich, daß er erfahren müßte, wo das Hauptproblem bei Mama liegt. Vielleicht kann er ihr ja klarmachen, daß es höchste Zeit ist, etwas zu ändern, und daß der Einwurf von Tabletten in ihrem Fall bestimmt nichts bringt.

Großmutter fällt mir ein. Was hätte sie getan? Doch wenn sie noch leben würde, wäre es wahrscheinlich gar nicht erst so weit gekommen. Großmutter war eine starke Frau. Stärker als Großvater, an den ich mich kaum erinnere. Sie hätte bestimmt nicht zugelassen, daß ihre Tochter jeden Halt verliert. Notfalls wäre sie hier aufgetaucht, hätte Mamas und meine und Angies Koffer gepackt und uns zu sich geholt.

„Deine Mutter ist schwach", hat sie einmal zu mir gesagt. „Sie braucht jemanden, der auf sie aufpaßt und ihr Halt gibt."

Mein Vater ist bestimmt nicht der Typ, der Mama Halt

geben kann. Und ich bin es auch nicht. Vielleicht einfach deshalb, weil ich zu jung bin und mit mir selbst genug zu tun habe. Eigentlich müßte eine erwachsene Frau wie meine Mutter ja für sich Verantwortung übernehmen können. Aber die Menschen sind wohl nicht immer so, wie man es von ihnen erwartet.

Zwei Tage später, als ich aus der U-Bahn steige und die Alpenveilchenstraße suche, ist mir, als würde Großmutter neben mir gehen, klein und drahtig, mit ihrem energischen Schritt und dem verblichenen Filzhütchen. Eigentlich habe ich mich ihretwegen auf den Weg gemacht, so, als hätte sie mich losgeschickt.

Dr. Kleins Praxis ist in einem Haus, in dem es drei Ärzte und zwei Anwaltskanzleien gibt. Im Flur wuseln mehrere gestreßte Sprechstundenhilfen herum. „Sind Sie angemeldet?“ fragt mich eine von ihnen.

„Nein“, sage ich. „Ich wollte nur kurz mit Doktor Klein reden. Es geht um meine Mutter, Frau Ebner.“

„Ohne Anmeldung ist das aber schlecht“, erwidert sie und wirft mir einen gehetzten Blick zu. „Wir sind sehr voll. Ist es etwas Dringendes?“

„Ja“, sage ich.

Sie unterdrückt einen Seufzer. „Gut, aber Sie müssen sich auf eine längere Wartezeit gefaßt machen.“ Sie schreibt etwas auf einen Zettel. „Fräulein Ebner?“

Ich nicke. „Das Wartezimmer ist gleich links.“

Es stimmt, das Wartezimmer ist überfüllt. Ich lehne mich gegen die Fensterbank. Ein paar Leute blättern in Zeitschriften, andere sitzen nur da und sehen starr geradeaus. Ein Mann räuspert sich unentwegt. Jemand, der an schlechte Schwingungen in einem Raum glaubt, würde es hier wohl nicht lange aushalten. Ich drehe mich um und kippe das Fenster. Sekundenlang sehen mich alle an, als hätte ich eine Bombe gelegt.

Ich hole meine Chemie-Unterlagen aus dem Rucksack und fange an, Formeln zu pauken. Dazu habe ich mich jetzt entschlossen. Stur auswendig lernen, auch wenn es mich noch so anstinkt.

Ich warte fast zwei Stunden. Dann leuchtet zum zwanzigstenmal das Licht über der Tür auf, und ich höre meinen Namen.

Hinter der gepolsterten Tür ist eine zweite Tür aus weiß lackiertem Holz. Ich klopfe an und drücke auf die Klinke. An einem Schreibtisch sitzt eine weißgekleidete Gestalt und schreibt etwas auf einen Block. Bis auf den Mann, den Schreibtisch, zwei Stühle, eine Liege mit weißem Laken und ein ebenfalls weißes Regal mit Büchern ist das Zimmer leer.

Der Weißgekleidete hebt bei meinem Eintritt nicht den Kopf. Er murmelt nur: „Bitte nehmen Sie Platz."

Ich setze mich auf den Stuhl, der vor dem Schreibtisch steht. Ob es Absicht ist, daß er einen nicht ansieht, wenn man hereinkommt? Ich finde es jedenfalls beschissen.

„Ich komme wegen meiner Mutter, Frau Ebner", sage ich, noch ehe Dr. Klein aufsieht. Dabei merke ich, wie aggressiv meine Stimme klingt.

Immerhin hebt er jetzt den Kopf. Er sieht überhaupt nicht aus wie Sigmund Freud, eher wie ein gestreßter Polit-Makker. Seine Backen sind dick und hängen etwas nach unten, was ihm einen Ausdruck von Überdruß gibt. Vielleicht hat er es ja wirklich satt, ständig von Leuten umgeben zu sein, die mit sich und ihrem Leben nicht klarkommen und erwarten, daß er sie aus dem Schlamassel herausholt.

„Ja?“ sagt er und blättert ein paar Karteikarten durch. „Ach ja, Frau Petra Ebner. Weiß Ihre Mutter, daß Sie hier sind?“

Ich schüttle den Kopf. „Wenn ich es ihr gesagt hätte, hätte sie bestimmt Zoff gemacht ... Ich meine, sie hätte versucht, es mir auszureden.“

Er macht ein klickendes Geräusch mit der Zunge, das sowohl Zustimmung als auch Ablehnung bedeuten kann. Ich denke an Großmutter und wünsche mir, sie wäre wirklich mit dabei. Sie wüßte, was sie dieser weißgekleideten Hamsterbacke sagen müßte, ohne sich auch nur im geringsten durch seinen Titel und sein abweisendes, vielbeschäftigtes Gehabe abschrecken zu lassen.

„Meine Mutter hat Alkoholprobleme. Wußten Sie das?“ frage ich.

Er starrt auf die Karteikarte, als wäre sie der Hinkelstein mit dem Spruch der Weisen darauf. Sicher fällt es ihm schwer, zuzugeben, daß er etwas nicht weiß.

„Sie hat es nie erwähnt“, erwidert er ausweichend.

„Klar“, sage ich. „Das hab’ ich auch nicht erwartet. Sie erwähnt es nicht, weil sie es nicht wahrhaben will. Aber es ist so. Sie trinkt zuviel, und zwar nicht nur Wein oder Bier, sondern auch härtere Sachen. Vor kurzem ist sie in betrunkenem Zustand gegen die Bettkante geknallt. Sie haben vielleicht bemerkt, daß sie den Arm in der Schlinge trug.“

Jetzt ist er nicht mehr ganz so abgehoben wie vorher. Er blinzelt leicht irritiert. „Ihre Mutter ist wegen nervöser Störungen bei mir in Behandlung“, sagt er. „So viel kann ich Ihnen wohl verraten. Schlafstörungen, Unruhe und ähnliche Symptome.“

„Ich kann mir vorstellen, daß sie so etwas behauptet", erwidere ich. „Und dagegen bekommt sie von Ihnen Beruhigungspillen."

„Medikamente, die sie wieder mehr ins Gleichgewicht bringen", verbessert er. „Aber es ist wohl nicht opportun, hier meine therapeutischen Maßnahmen mit Ihnen zu diskutieren."

Auch ich werde langsam sauer, doch mir ist klar, daß das zu nichts führt. Ich bin nicht hergekommen, um mit diesem Dr. Klein zu streiten, auch wenn es ihm bestimmt nicht schaden würde, einmal von seinem komischen Sockel herunterzusteigen.

„Nein", sage ich. „Das brauchen Sie auch nicht. Aber sogar ich weiß, daß es gefährlich ist, wenn ein Mensch Alkohol trinkt und gleichzeitig Psychopharmaka schluckt."

Das kann er nicht abstreiten. Rasch füge ich hinzu: „Ich bin hier, weil ich Sie bitten möchte, meine Mutter auf ihr Alkoholproblem anzusprechen. Vielleicht würde ihr ja eine Gesprächstherapie helfen. Sie hat ziemlichen Streß mit meinem Vater, wissen Sie."

Wieder gibt er dieses klickende Geräusch von sich. Dabei dreht er die Karteikarte hin und her, und weil er nicht antwortet, rede ich weiter. „Oder Sie schlagen ihr vor, in eine Klinik zu gehen und eine Entziehungskur zu machen. Vielleicht hört sie ja auf Sie. Außerdem gibt's da ja noch die Anonymen Alkoholiker ..." Ich stocke. „Irgendwas muß jedenfalls passieren."

Er sagt: „So einfach ist das nicht. Wenn ein Patient nicht selbst bereit ist einzusehen, daß er suchtabhängig ist und Hilfe braucht, kann ihn keiner zwingen, etwas gegen seine Sucht zu tun. Und was eine Therapie angeht ..., die müßte erst einmal von der Kasse genehmigt werden. Einzeltherapien sind nicht gerade billig."

„Was ist teurer – über einige Zeit Therapiestunden zu nehmen oder monatelang in einer Klinik auf Entzug zu liegen?"

„Sie rennen da offene Türen ein, Fräulein Ebner", erwidert er. „Das weiß ich selbst. Nun gut, ich werde sehen, was ich tun kann. Ich rede mit Ihrer Mutter, wenn sie nächstes Mal zu mir in die Praxis kommt." Schon steht er auf. „Aber ich kann nichts versprechen. Wir müssen die Entscheidungsfreiheit Ihrer Mutter respektieren."

Das sehe ich ein. Aber ich weiß auch, daß Leute seines Berufsstandes – Schulmediziner – da eine doppelte Moral haben. Wo fängt der freie Wille an, und wo hört er auf? Todkranke werden monatelang an lebensverlängernde Apparate angeschlossen, und keiner fragt, ob sie nicht lieber in Ruhe und Würde sterben wollen. Selbstmörder werden ohne ihr Einverständnis ins Leben zurückgeholt und Menschen zwangsernährt, die sich weigern zu essen: Wo bleibt da das Recht auf freie Entscheidung?

„Eine Therapie", sage ich, bereits im Stehen, „wäre vielleicht das beste für Mama. Dann bräuchte sie keinen Entzug. Wenn sie wieder mit ihrem Leben klarkommt, muß sie sich nicht mehr in den Alkohol flüchten."

Hört er mir noch zu? Ich weiß es nicht. Er nickt nur und bringt mich zur Tür. „Alles Gute", sagt er. Vermutlich ist das ein Spruch, den er bei jedem abläßt, fünfzigmal am Tag. Ich stehe im Flur und sehe auf die Uhr. Das Gespräch hat genau elfeinhalb Minuten gedauert.

12

Ich habe im Telefonbuch nachgesehen. Kits Familie wohnt am Stadtrand. Auwald heißt das Viertel im Grünen. Natürlich vom Feinsten. Sein Vater ist nicht Arzt oder Anwalt, sondern Bankdirektor.

Es ist ein seltsames Gefühl, seinen Namen zu lesen – zumindest seinen Nachnamen –, die Telefonnummer zu wissen und doch nicht anrufen zu können. Klar, anrufen könnte ich. Aber diese Abfuhr erspare ich mir doch lieber, auch wenn sie wahrscheinlich in gleichgültig-freundliche Watte verpackt wäre.

Wenn ich ehrlich mit mir bin, muß ich mir eingestehen, daß ich beim Gedanken an Kit neben der Enttäuschung auch so etwas wie Neid empfinde. Kit ist einer von denen, die vom Schicksal begünstigt sind, daran gibt es keinen Zweifel. Ich hätte nichts dagegen, so zu sein wie er. Aber um so zu sein, müßte ich auch die gleichen Voraussetzungen haben. Eltern, die mich lieben und die alles tun, damit ich die besten Chancen im Leben habe.

Auch an Bingo denke ich. Zwei verschiedenere Menschen als die beiden, er und Kit, kann ich mir kaum vorstellen. Wie Sonne und Mond oder Licht und Schatten.

Manchmal überlege ich, ob ich wieder nach Elsenhof fahren soll, in die Schrebergartensiedlung, doch dann kommt es mir so sinnlos vor. Ich würde Bingo ja doch nicht finden; und selbst wenn er dort wäre, was könnte ich ihm sagen? Daß ich ihn vermisse? Nein, das wäre doch zu blöd.

Daß er aufhören soll zu haschen – falls er inzwischen nicht schon härtere Drogen nimmt? Daß er in die Schule zurückkommen soll?

Dazu hätte ich kein Recht. Und welche Gründe könnte ich auch vorbringen? Daß er sein Leben nicht kaputtmachen darf? Vielleicht gibt es da ja nichts kaputtzumachen. Vielleicht bedeutet Bingo sein Leben nichts. Und die Schufterei auf der Penne – wozu?

Die Frage nach dem Sinn taucht jetzt öfter in meinem Kopf auf.

Sie begegnet mir immer wieder, nicht nur bei meiner Mutter und Bingo, die vor dem Leben flüchten, weil es ihnen so, wie es ist, unerträglich erscheint. Es betrifft mich auch selbst.

Ich wünschte, ich könnte mit jemandem darüber reden. Wenn Sylvie noch hier wäre ... Aber sie würde mich vielleicht nicht verstehen. Sie ist immer gut mit allem zurechtgekommen. Sylvie lebt gern. Sie ist ein bißchen wie Kit. Das Leben fällt ihr leicht, um es mal so auszudrücken.

Dabei ist sie nicht oberflächlich wie Angie. Angie ist der Meinung, daß ich alles viel zu schwer nehme. Natürlich rede ich nicht mit meiner Schwester über irgendwelche Probleme. Angie ist die letzte, der ich etwas anvertrauen würde.

Sie zerbricht sich jedenfalls nicht den Kopf darüber, wie es mit Mama weitergehen soll. Ich denke, sie verhält sich in diesem Fall – und nicht nur in diesem – genau wie unser Vater: Sie verschließt die Augen vor Dingen, die unangenehm und unbequem sind.

Das mit dem Verdrängen ist sicher eine praktische Sache, wenn man es kann. Nur daß einen die unangenehmen

Dinge irgendwann doch einholen. Und dann ist die Kacke meistens so gewaltig am Dampfen, daß sich nichts mehr ändern läßt. So sehe ich das.

„Jetzt hab' ich keinen Bock mehr auf die Penne!" verkündet Angie an einem regnerischen Maimorgen beim Frühstück. „Im Sommer mach' ich endgültig die Flatter. Und versucht nicht erst, mir das auszureden. Im *Sax* suchen sie Azubis. Da kriegt man jede Menge Trinkgeld, das weiß ich von Minnie."

Das *Sax* ist ein schweinemäßig teurer Friseurladen in der Stadtmitte, wo lauter schräge Vögel arbeiten und den Leuten die irrsten Haarschnitte verpassen. Die Friseusen sind ganz in Schwarz, mit schwarzrot bemalten Lippen und Fingernägeln, schwarzgelackten Haaren und Mephisto-Frisuren.

„Ich nehme an, du hast dir das gut überlegt?" sagt mein Vater.

Normalerweise würde Mama jetzt heftig protestieren – noch vor einem Jahr hätte sie das unweigerlich getan – und Angie vorhalten, wie wichtig es ist, einen guten Schulabschluß zu haben. Doch sie trinkt ihren Tee und sagt nur: „Jeder muß seine Fehler selbst machen. Das kann man keinem abnehmen, auch seinen Kindern nicht."

„Wer sagt, daß es ein Fehler ist?" fragt Angie. „Besser eine glückliche Friseuse als eine unglückliche Intelligenzbestie." Und sie wirft mir einen vielsagenden Blick zu.

Ich murmle: „Vielen Dank für deine Wertschätzung. Aber so wie es aussieht, glaube ich nicht, daß ich dieses Jahr versetzt werde."

Früher hätte diese Eröffnung wie eine Bombe eingeschlagen; besonders bei Mama. Irgendwie wünsche ich mir fast, daß sie entsetzt ist, daß mein Eingeständnis sie in dem einsamen, fernen Raum erreicht, in dem sie sich verschanzt hat.

Sie hebt kaum den Blick, erwidert nur resigniert: „Ich dachte, du wärst ein bißchen klüger. Ich dachte, wenigstens du könntest etwas Vernünftiges aus deinem Leben machen."

Angies Augen funkeln. Ich weiß, sie freut sich, daß ich diese Niederlage einstecken muß und daß ich gezwungen bin, sie einzugestehen. „He, echt?" sagt sie und pfeift. „Wer hätte das gedacht!"

Mein Vater nimmt es recht gelassen auf. „Na, und wenn schon? So was kommt in den besten Familien vor. Dann wiederholst du eben und liegst mir ein Jahr länger auf der Tasche. Dafür verdient Angie bald ihr eigenes Geld. Das ist ausgleichende Gerechtigkeit."

Ich sehe ihn an und versuche zu ergründen, ob er es ironisch meint. Er fängt meinen Blick auf. „Ich dachte immer, du wärst die Intellektuelle in unserer Familie. Wenigstens habe ich zwei Töchter, auf die ich stolz sein kann; das hab' ich noch kürzlich zu einem Kollegen gesagt. Die Schöne und die Kluge." Er lacht. Doch sein Spott trifft mich nicht mehr so wie früher.

„Danke", sage ich. „Sorry, daß ich dich enttäuschen muß. Ich bin weder schön noch klug."

„Hört auf!" Die Stimme meiner Mutter klingt müde. „Wir werden in Zukunft vielleicht jeden Pfennig umdrehen müssen. In der Kanzlei hat man mir gekündigt."

Eine Weile herrscht verblüffte Stille. Ich bin nicht besonders überrascht. Jetzt ist es also passiert. Es war nur eine Frage der Zeit.

„Wunderbar", sagt mein Vater. Er hat einen Ausdruck auf dem Gesicht, der mir seltsam zufrieden vorkommt. Wie eine Katze, die eine Maus gefangen hat. Einen Hab-ich-dir's-nicht-gesagt-Ausdruck.

„Das ist heute offenbar der Tag der freudigen Mitteilungen. Hat sonst noch jemand eine angenehme Nachricht parat?"

Ich stehe auf und stelle mein Geschirr in die Spülmaschine. Angie mosert: „Mann, bin ich froh, wenn ich hier endlich rauskomme!"

Ausnahmsweise kann ich sie verstehen. Ich folge ihr aus der Küche, lasse die beiden allein; und während ich die Tür hinter mir zuziehe, höre ich schon ihre streitenden Stimmen: halblaut, verächtlich, das ist die Stimme meines Vaters; unkontrolliert, hilflos, klagend die meiner Mutter.

Ich muß an das Erdbeben in Japan denken, das nun schon eine ganze Zeit zurückliegt, an die zerborstenen Häuser, die heimatlosen, verzweifelt zwischen den Trümmern herumirrenden Menschen; und mir ist, als hätte auch bei uns ein solches Erdbeben stattgefunden. Langsam und schleichend, zuerst nur hier und da ein Riß, eine leichte Erschütterung, bis das Fundament, das uns trug, immer brüchiger wurde. Jetzt ist der Einsturz nicht mehr aufzuhalten.

13

Auch bei mir zeigen sich die Risse und Sprünge immer deutlicher. Die nächste Klassenarbeit in Mathe verbocke ich in gründlichem Rundumschlag. Seltsamerweise läßt mich das absolut kalt, so, als ginge es mich nichts mehr an. Wenn irgendwo eine Überschwemmung herrscht und ein ganzes Haus mitgerissen wird, kommt es ja auch nicht mehr darauf an, ob das Sofa aus dem Fenster schwimmt, sich mit Wasser vollsaugt und wie ein Stein untergeht. So ungefähr fühlt sich das an.

Frau Dr. Meyer-Bruchfeldt sagt diesmal nichts zu mir, als sie die Arbeiten verteilt. Sie hält es wohl für sinnlos, noch etwas retten zu wollen; und das ist es ja auch.

„Es sieht nicht gut für dich aus, wie?“ fragt Lisa in der Pause. Sie mampft ihren zweiten Schokoladenriegel, obwohl sie in letzter Zeit auseinandergeht wie ein Hefeteig in der Wärme. „Du packst es dieses Jahr nicht, hab’ ich recht?“

„Kann schon sein“, sage ich. „Es kratzt mich aber nicht sonderlich, ob du’s glaubst oder nicht. Ich sehe sowieso keinen Sinn in … in dieser ewigen Paukerei.“

„Willst du das Jahr wiederholen?“ fragt sie.

„Keine Ahnung“, erwidere ich. „Ich weiß es echt nicht.“

„Solltest du aber. Was ist schon ein Jahr, wenn die ganze Zukunft davon abhängt?“

Ich bin nicht mehr sicher, ob meine Zukunft von irgendeinem Schulabschluß abhängt; doch mir fehlt die Lust, mit Lisa darüber zu diskutieren. Sie sagt: „Was ist eigentlich los mit dir? Warum hängst du so 'rum? Du hast jede Menge Probleme, nicht nur auf der Penne, stimmt's?"

„Kann sein", murmle ich.

Sie zieht den dritten Schokoriegel aus der Tasche und hält ihn mir hin. „Hier, nimm."

„Nein, danke, du. Für mich ist Schokolade kein Seelenträsterli."

Sie lacht. Zum Glück ist sie nicht empfindlich. „Manchmal ist es ganz gut, so was zu haben", sagt sie. „Es gibt gefährlichere Trösterli. Hast du Streß zu Hause?"

In mir ist eine große Sehnsucht, jemanden zu finden, mit dem ich offen reden kann; aber Lisa ist nicht dieser Jemand. Ich weiß aber, ich muß aufpassen, daß ich nicht mit allem herausplatze. Ich komme mir vor wie ein Wasserhahn, den man nur anzutippen braucht, und schon sprudelt es heraus.

„Mehr oder weniger", sage ich.

Sie sieht mich an. Ihre Augen sind klein und irgendwie farblos, die Wimpern weißblond, die Lider immer leicht gerötet. „Du willst nicht darüber reden", meint sie. „Nicht mit mir, wie? Seit Sylvie weg ist, hast du keinen mehr, mit dem du dich ausquatschen kannst ... Aber sei vorsichtig, friß nicht alles in dich hinein."

Das muß ausgerechnet sie sagen! Trotzdem, es rührt mich irgendwie, daß sie sich so für mich interessiert. „Ich komme schon klar", erwidere ich. „Merci vielmals."

„Hey, wie tapfer und edel! Du bist eine von denen, die so lange klarkommen, bis das Wasser über ihnen zusammenschlägt. Schwimmen und schwimmen und schwimmen, bis man nicht mehr kann und untergeht ... Paß mal auf, ich hab da was für dich."

Diesmal ist es kein Schokoriegel. Sie zieht ihr Notizbuch aus der Jeanstasche. „Eine Telefonnummer, die du dir merken solltest: 0 13 08 – 1 11 03."

„Aha", sage ich. „Ist das ein Callgirl-Ring, oder was?"

„Sehr witzig! Das ist die *Nummer gegen Kummer*. Sie ist in ganz Deutschland die gleiche. Vielleicht brauchst du sie ja irgendwann mal. Die Typen helfen einem echt weiter. Mir kannst du das glauben, ich hab's ausprobiert."

Ich nicke nur und vergesse die Nummer sofort wieder. Telefonseelsorge ist sicher eine gute Sache – für andere, aber nicht für mich. Wie soll mir eine fremde Stimme am Telefon weiterhelfen können?

Ich gehe auf die Toilette. Als ich zurückkomme, liegt ein Zettel auf meinem Tisch. Darauf steht: *0 13 08 – 1 11 03*: *Nummer gegen Kummer*. Schon will ich den Zettel zusammenknüllen, da merke ich, daß Lisa zu mir herübersieht.

Lisa ist auf ihre Art ein feiner Kerl, auch wenn ich wenig mit ihr anfangen kann. Ich nicke ihr zu und stecke den Zettel in die Gesäßtasche meiner Jeans. Wegwerfen kann ich ihn immer noch.

Drei Tage später treffe ich Bingo.

Diesmal gibt es keinen Zweifel, daß er es ist. Ich habe auch nicht nach ihm gesucht; ich bin ins Stadtzentrum gefahren, um ein Reclam-Heft für den Literaturunterricht zu besorgen, den *Sommernachtstraum* von Shakespeare. Dazu gehe ich zu Herdinger; dort bekomme ich jetzt Prozente. Auch im Antiquariat sehe ich mich noch um und kaufe zwei Taschenbücher, die total billig sind – „fast nachgeschmissen", hätte Kit gesagt.

Als ich am Dom vorbeigehe, begegnet mir Bingo. Zuerst

versucht er es auf die geistesabwesende Tour. Er sieht durch mich hindurch und will eilig an mir vorbeigehen.

Aber so leicht mache ich es ihm nicht. „Hey, Bingo", sage ich. „Gib dir keine Mühe, so zu tun, als wäre ich unsichtbar. Heute hab' ich meine Tarnkappe nicht aufgesetzt."

Er lächelt ganz leicht. Erst jetzt sehe ich ihn genauer an und erschrecke über sein Aussehen. Er ist total grau im Gesicht und furchtbar mager. Zwei scharfe Linien ziehen sich von seinen Nasenflügeln bis zu den Mundwinkeln, die ich früher nie bemerkt habe. Seine Haare wirken stumpf und sehen verfilzt aus. Nur seine Augen sind unverändert, hell wie Glasmurmeln.

Ich merke, daß ich innerlich zittere. Warum, kann ich nicht sagen; vielleicht, weil ich so überrascht bin. Oder wegen der Veränderung, die mit ihm vorgegangen ist. Wohl auch deshalb, weil etwas an ihm ist, was mich auf eine Weise berührt, die ich mir nicht erklären kann.

„Wie geht's dir?" frage ich und komme mir albern vor, noch während ich es ausspreche.

„Es geht so", sagt er. Und das ist genau die Antwort, die ich verdient habe.

Wir stehen voreinander, wortlos, verlegen. Auch seine Hände sind dünner geworden. Die Jeans hängt an seinen Hüften, sie schlottert fast. Seine Lederjacke ist voller Flekken und Kratzer. Plötzlich bin ich sicher, daß er inzwischen an der Nadel hängt.

„Wo wohnst du jetzt?" frage ich. „Bist du wieder bei deiner Mutter?"

„Nein", sagt er. „Die hat ihren Macker, da stört ein Dritter bloß." Seine Stimme klingt bitter.

Obwohl ich merke, daß er nicht sagen will, wo er untergekrochen ist, frage ich weiter: „Bist du wieder bei den Typen in der Schrebergartenanlage?“ Und ich komme mir richtig penetrant dabei vor.

Er schüttelt den Kopf. Seine Augen liegen so tief in den Höhlen, daß ich Angst um ihn bekomme. „Die haben ja selbst kaum Platz in ihrem Knusperhäuschen. Ich bin … bei Freunden.“

Jetzt schlägt die Domglocke dreimal. Es ist ein Ton, so laut, daß man vom Kopf bis zu den Zehen davon erschüttert wird. Bingo macht eine Bewegung, als wollte er weglaufen, wie ein Tier auf der Flucht, und ich spüre, daß ich die Hände ausstrecken und ihn festhalten möchte, ihm sagen: Versuch's doch noch mal, gib nicht auf! Mach einen Entzug. Such dir einen Job. Geh wieder zur Schule – alles andere ist besser als das! Willst du wirklich so vor die Hunde gehen? Und zugleich ist mir, als würde ich Don McLeans Stimme singen hören: *Starry, starry night …*

Seltsam, was einem alles in derselben Sekunde durch den Sinn gehen, was man gleichzeitig hören und fühlen und denken kann.

„Ja, du“, sagt Bingo, als der dritte Glockenschlag verhallt, während ich stumm bleibe und nichts tue, „ich zieh wieder los. Hab' noch was zu erledigen. Lange bin ich sowieso nicht mehr in diesem beschissenen Kaff. Morgen oder übermorgen tauche ich wieder ab.“

„Von mir erfährt keiner, daß du hier bist!“ Wieder möchte ich ihn festhalten. „Willst du nicht mehr auf die Penne zurück?“ frage ich; es gehört Mut dazu, und ich weiß die Antwort im voraus.

„Wozu denn? Was hätte das für einen Sinn?“

Das kommt mir bekannt vor. Hastig erwidere ich: „Vielleicht gibt es einen Sinn, den du nicht kennst. Noch nicht. Vielleicht findest du später, irgendwann mal, heraus, was der Sinn davon war – oder gewesen wäre."

„Das glaub ich nicht, Dagny", sagt er. Es ist schön, ihn meinen Namen aussprechen zu hören, zugleich aber macht es mich auch traurig.

„Warte!" bitte ich ihn. „Magst du nicht irgendwo einen Tee mit mir trinken?"

Für den Bruchteil einer Sekunde glaube ich ein Zögern in seinen hellen Augen zu sehen. Doch er erwidert, nein, leider, er hätte jetzt keine Zeit mehr.

„Mach's gut", sagt er. „Ciao, Dagny."

Ich sehe ihm nicht nach, obwohl ich nicht weiß, ob ich ihn jemals wiedersehen werde. Oder vielleicht gerade deswegen.

14

Später fällt mir natürlich allerhand ein, was ich Bingo hätte sagen sollen. Zum Beispiel, daß er der einzige von allen war, den ich noch mochte, nachdem Sylvie wegging, und daß ich ihn vermisse. Auch, daß er sein Leben nicht einfach so hinschmeißen, seinen Körper nicht so bedenkenlos kaputtmachen soll.

Ich laufe noch ungefähr eine Stunde durch die Innenstadt und denke über Bingo nach, über das, was ich ihm hätte sagen wollen und nicht gesagt habe, und darüber, ob ich das Recht gehabt hätte, es ihm zu sagen. Ist es nicht seine freie Entscheidung, was er mit seinem Leben macht und ob er sich stellt oder flüchtet? Steht es mir oder irgendeinem anderen zu, mich da einzumischen? Und das gilt ja nicht nur für Bingo. Es gilt auch für meine Mutter.

Andererseits kann ich nicht einfach stumm und tatenlos zusehen, wie Menschen, an denen mir etwas liegt, sich aufgeben und selbst zerstören. Wo ist da der richtige Weg? Ich weiß es nicht.

Das Thema ist für diesen Tag noch nicht gegessen. Als ich nach Hause komme und die Wohnungstür öffne, steht Mama im Flur und empfängt mich, als wäre ich ihr Todfeind.

„Wie kannst du mir so in den Rücken fallen?“ zischt sie. Ihr Gesicht ist weiß und verzerrt vor Zorn, ihre Lippen zittern.

„Ausgerechnet du! Ich dachte, wenigstens dir könnte ich

noch vertrauen. Aber ich bin selbst schuld. Ich hätte wissen müssen, daß ihr alle gegen mich seid ..."

Sie fängt an zu weinen. Erst begreife ich gar nichts.

„Wieso?" frage ich. „Was ist denn passiert? Was hab' ich dir getan?"

Sie starrt mich an, die Augen voller Tränen. Da weiß ich es plötzlich.

„Wer gibt dir das Recht, zu Doktor Klein zu gehen und zu behaupten, ich wäre eine Trinkerin? Das ist eine gemeine Lüge! Was wolltest du damit erreichen? Daß er mich in eine Klinik einweist? Damit ihr mich endlich los seid? Weißt du nicht, daß ich es nur euretwegen hier aushalte? Deinetwegen und wegen Angie? Ich hätte längst gehen sollen – euretwegen hab' ich mein Leben verpfuscht. Jetzt ist es zu spät, um neu anzufangen, ich bin zu schwach und ausgelaugt; und ihr wollt mich abschieben! Wer hat dich zu Doktor Klein geschickt – dein Vater?"

Ich stehe noch immer in meinem Parka da, halte das Jutesäckchen mit den Büchern in der Hand und habe ein Gefühl, als wäre ich in einen Hagelsturm geraten. Ihre Vorwürfe prasseln nur so auf mich nieder. Ich weiß, daß sie sich irrt, daß ich nie etwas tun würde, was gegen sie gerichtet ist, aber in ihren Augen muß es so aussehen, als wäre ich ihr Feind. Und ich bin nicht sicher, ob ich die richtigen Worte finde, um ihr klarzumachen, daß ich sie nicht verraten wollte.

„Ich bin zu deinem Arzt gegangen, weil ich möchte, daß er dir hilft", sage ich. „Was bringt es, wenn er dir Beruhigungsmittel verschreibt? Merkst du denn nicht, daß es nicht mehr so weitergehen kann? Daß was passieren muß, und zwar schnell? Ich hab' Angst um dich, Mama. Und ich dachte, Doktor Klein kann dir helfen, eine Therapie zu bekommen."

Doch es ist, als wäre sie unter einem Glassturz, wo nichts sie erreichen kann. Wie eine Raupe in einem Kokon ist sie gefangen in dem Gespinst ihrer Gedanken, ihres Mißtrauens, ihrer Bitterkeit und Ausweglosigkeit. Wieder fragt sie: „Hat er dich hingeschickt? Hat dein Vater dich geschickt?"

„Nein", sage ich. „Hat er nicht. Es war allein meine Idee. Er weiß nichts davon. Und es hat mir keinen Spaß gemacht hinzugehen, das kann ich dir versprechen. Aber mir ist nichts anderes eingefallen. Ich kann nicht einfach zusehen, wie du dich kaputtmachst, ohne was zu tun."

Hört sie mir überhaupt zu? Ich fühle mich so hilflos – es scheint keine Worte, keine Lautstärke, keinen Ton zu geben, womit ich ihr verständlich machen könnte, daß ich auf ihrer Seite bin. „Großmutter hätte auch nicht zugelassen, daß du dich so mit Alkohol zuschüttest", sage ich.

Das Wort Großmutter ist wie ein Schlüssel, der in ein Schloß paßt. Für Sekunden kann ich damit den Nebel durchdringen, der sie umgibt.

„Laß meine Mutter aus dem Spiel!" fährt sie mich an. „Sie hätte sich um mich gekümmert, statt mich als Trinkerin anzuprangern!"

Sie hat recht, denke ich und fühle mich schuldig. Aber wie soll ich mich um sie kümmern? Ich bräuchte selbst jemanden, der sich um mich kümmert. Hat das je einer getan, seit Großmutter starb? Sie waren beide immer viel zu sehr mit sich selbst beschäftigt, sowohl Mama als auch mein Vater. Es genügt nicht, Kinder in die Welt zu setzen und dafür zu sorgen, daß sie ausreichend zu essen haben und passende Kleidung und eine ordentliche Schulbildung.

„Du bist doch erwachsen", sage ich. „Irgendwann muß man für sich selbst sorgen können. Warum hängst du ewig hier herum und tust, als müßtest du dich für uns aufopfern? Wer hindert dich daran, dir ein neues, eigenes Leben aufzubauen? Du schaffst es schon, wenn du das wirklich willst. In diesem Zustand kannst du für Angie und mich sowieso nichts tun."

Das klingt hart. Aber vielleicht ist es wichtig, daß sie die Wahrheit hört. Was bringt es schon, sie mit Samthandschuhen anzufassen und um den heißen Brei herumzureden? Ich habe einmal gelesen, daß es falsch ist, Süchtige zu schonen und immer wieder in ihrer Schwäche zu unterstützen.

Mama fängt an zu schluchzen. „Nachdem ich siebzehn Jahre meines Lebens für dich und Angie geopfert habe, sagst du mir, ich soll nicht länger hier herumhängen ... Ja, das ist der Dank, den man von seinen Kindern bekommt! Aber was hat Großmutter immer gesagt: Kleine Kinder treten einem auf die Füße, große treten einem aufs Herz." Und sie wendet sich um und läuft ins Schlafzimmer, schlägt die Tür hinter sich zu und dreht den Schlüssel im Schloß um.

Ich ziehe meinen Parka aus und will ihn an die Garderobe hängen. Meine Hände sind so unsicher, daß der Kleiderbügel zu Boden fällt. Ich habe alles falsch gemacht. Aber wie hätte ich es richtig machen sollen? Gibt es Worte, die sie verstanden hätte? Vielleicht wäre es am besten gewesen, sie einfach nur in die Arme zu nehmen. Gibt es überhaupt noch eine Möglichkeit der Verständigung zwischen meiner Mutter und mir?

Ich möchte ihr helfen und kann es nicht. Wenn ich ehrlich mit mir bin, muß ich zugeben, daß ich selbst Hilfe bräuchte.

Als Kind hatte ich manchmal Tagträume. Dabei stellte ich mir vor, ich würde in einer schönen Höhle im Wald leben, unter Erde und Wurzeln, mit einem Bett aus Laub und Moos. Stundenlang konnte ich mir ausmalen, wie schön und geschützt und gemütlich es in meiner Höhle ist.

Jetzt ist die Zeit vorbei, in der ich Trost und Geborgenheit aus solchen Phantasien schöpfen könnte. Doch während ich da im Flur unserer Wohnung stehe und meinen Parka aufhänge, wünsche ich mir, es gäbe wirklich irgendwo eine Erdhöhle, in der ich mich wie ein verwundeter Bär verkriechen und Winterschlaf halten könnte, bis die eisigen, stürmischen Zeiten vorüber sind.

15

Lisa hat mich zu ihrer Geburtstagsfete eingeladen. Sie sagt, es kämen ein paar aus unserer Klasse, aber auch Freunde ihres Bruders, der allgemein nur Lollipop genannt wird. Weshalb, kann man sich denken. Lisa und Lollipop sind Zwillinge. Allerdings steht Lollipop schon kurz vor dem Abi. Offenbar hatte er nie Lisas Probleme mit dem Versetztwerden.

Ich sage, ich wüßte nicht, ob ich kommen werde. Ich mag keine Feste. Meistens stehe ich irgendwo herum und komme mir überflüssig vor. Für Small talk habe ich kein Talent; es interessiert mich auch nicht, oberflächliches Zeug daherzulabern oder mir dummes Palaver anzuhören.

„Meine Mutter hat versprochen, eine Gans zu braten und verschiedene Quiches zu backen. Und es gibt Mousse au chocolat und Tiramisu zum Nachtisch." Lisa meint wohl, solchen Verlockungen könnte keiner widerstehen, nicht einmal ich. „Sie ist eine wunderbare Köchin, echt!"

„Ich glaub's", sage ich, und das tue ich auch. Wer einmal einen Blick auf Lisa und Lollipop geworfen hat, weiß, welchen Stellenwert die Nahrungsaufnahme in dieser Familie hat.

Warum es ihr so wichtig ist, daß ich komme, raffe ich nicht. Ich gelte allgemein als langweilig, wenn nicht sogar muffig, und vermutlich bin ich das auch. Daraus ergibt sich logischerweise, daß ich nur selten zu Feten eingeladen werde, besonders, seit Sylvie nicht mehr hier ist.

Das Geburtstagsfest ist für Freitag abend angesagt. Nachmittags bin ich fest entschlossen, nicht hinzugehen. Doch abends denke ich dann, daß alles andere besser ist, als den Clinch zwischen meinen Eltern auszuhalten. Selbst wenn ich mich in mein und Angies Zimmer zurückziehe, höre ich ihre murmelnden Stimmen durch die Wände; und wenn ich nichts höre, spüre ich doch die Spannung, die in der Luft liegt wie kurz vor einem Gewitter.

Diesmal mache ich es wie Angie, die ständig irgendwohin flüchtet, von einer Rave-Party zur anderen, wohl, weil sie es zu Hause nicht aushält.

„Sie fetzen sich mal wieder“, sagt sie und zieht ihr engstes und kürzestes Kleid über den Kopf. Bisher dachte ich immer, Angie wäre dabei völlig cool, so, als ginge es sie nichts an; aber vielleicht täusche ich mich da auch.

Die Fete ist schon in vollem Gang, als ich ankomme. Das heißt, es sieht weniger nach einem Fest aus als nach einem Freßgelage. Lisas und Lollipops Mutter hat allem Anschein nach in den letzten zehn Tagen nichts anderes gemacht als gekocht, gebrutzelt, gebacken und Sahne geschlagen.

Das Wohnzimmer ist leergeräumt bis auf einen langen Biergartentisch, der an der Wand steht, vollgepackt mit Schüsseln und Schalen, Tellern, Auflaufformen, Terrinen und Töpfen.

Frau Pfister ist genauso blond und pausbäckig wie ihre Zwillinge, aber ungefähr doppelt so dick, obwohl auch Lollipop nicht gerade an Magersucht leidet.

Lisa freut sich echt, daß ich gekommen bin. Ich glaube nicht, daß sie nur so tut als ob. Ich gebe ihr mein Geschenk, und sie drückt mir eilfertig einen Teller in die Hand und bugsiert mich zum Tisch, so, als wäre ich total ausgehungert und einzig und allein zu dem Zweck hergekommen, mich endlich einmal wieder sattzuessen.

Lollipop nickt mir vom anderen Ende des Tisches huldvoll zu wie Kaiser Nero einem seiner Untertanen. Er kaut mit vollen Backen, schwitzt vor Anstrengung und lacht, daß sein Doppelkinn wackelt.

Frau Pfister beobachtet strahlend, wie die Meute über ihr Essen herfällt. Sie ist ziemlich klein und trägt einen roten Hosenanzug, in dem sie aussieht wie Schweinchen Dick im Sonntags-Outfit.

Ich habe keinen Hunger, aber Essen scheint so ziemlich das einzige zu sein, was man hier tun kann. Also häufe ich irgendwelche Salate mit Mayonnaise auf meinen Teller, finde eine Gabel und versuche, ein paar widerspenstige Nudeln aufzuspießen.

Lisa ist verschwunden. Ich sehe mehrere Leute, die ich kenne, habe aber keine Lust, zu ihnen zu gehen. Da kommt Lollipop, in der rechten Hand eine Gänsekeule, in der linken ein Glas Bier, und sagt: „Hey, bist du nicht die Dacki?"

„Dagny", verbessere ich.

„Sag' ich doch." Er beißt in seine Gänsekeule und schnabelt munter weiter, wobei er Gänsefleischstückchen in die Gegend spuckt. Ich werde getroffen und versuche in Deckung zu gehen, doch er rückt mir nach und erzählt allerhand Stories von Lehrern, die mich nicht interessieren, und von seinen Plänen, nach dem Abi Jura zu studieren und dann Strafverteidiger zu werden, ein berühmter natürlich, einer von denen, die reiche Säcke mit juristischen Spitzfindigkeiten davor bewahren, für ihre finsteren Machenschaften ins Gefängnis zu wandern. Damit könnte man am meisten Kohle machen, meint er.

Dann kommen ein Mädchen und zwei Typen aus seiner Abiturklasse und schwadronieren vom Sport. Der schwarzhaarige Yuppie mit der zurückgeklatschten Gelfrisur sagt, daß er nach dem Abi seinen Segelflugschein machen wird, das hätte ihm sein „alter Herr" versprochen. Und er schwärmt vom Segelfliegen, wie geil das Feeling ist, mit dem Wind wegzubeamen und Loopings zu drehen und so weiter.

Lollipops Lippen glänzen vor Gänsefett. Er schluckt ein Stück Fleisch hinunter und singt: „Über den Wolken muß die Freiheit wohl grenzenlos sein." Es klingt ziemlich falsch.

Das Mädchen, das ich nur flüchtig vom Sehen kenne, starrt den Segelflieger hingerissen an. Sie ist groß, schlank und silberblond, der Typ, der sich in jeder Minute ganz seiner Wirkung bewußt ist. Ich merke es daran, wie sie ständig die Haare zurückschleudert, ihre Lippen zu einem Schmollmund schürzt und Blicke in alle Richtungen wirft, um sicher zu sein, daß sie auch hinreichend beachtet und bewundert wird. Ich frage mich, ob ich sie beneide, aber eigentlich möchte ich nicht so sein wie sie, eine wandelnde Schaufensterpuppe, wie man sie aus amerikanischen Fernsehserien kennt.

Alles ist genau so, wie ich erwartet habe, oder noch schlimmer. Ich frage mich, was ich hier eigentlich will Jetzt hat Lisa eine Kassette eingelegt und dreht die Musik auf volle Lautstärke, und Lollipop schaltet die Deckenbeleuchtung aus, so daß nur noch eine Stehlampe brennt. Die Silberblonde und der Segelflieger tanzen miteinander, jeder total auf Schau bedacht.

Lollipop legt seine abgenagte Gänsekeule auf den Tisch, sucht nach einer Serviette, findet keine und wischt sich die fettigen Finger am prallgefüllten Hosenboden seiner Jeans ab. Dann fragt er mich, ob ich tanzen will.

„Nein", sage ich. „Danke, kein Bedarf."

„Bist du immer so lasch?"

Ich sage, ja, immer. Und damit ich meine Ruhe habe, hole ich einen frischen Teller und häufe Schokoladenmousse darauf, weiße und braune, mehr, als ich je im Leben essen könnte.

Die Mousse ist verteufelt süß. Während ich einen Löffel voll davon in den Mund schiebe, sehe ich Lisa, die nicht weit von mir tanzt. Einen Partner hat sie nicht, sie hüpft und dreht sich allein und rudert mit den Armen. Irgendwie tut sie mir leid. Schließlich ist heute ihr Geburtstag.

Jemand dreht die Musik leiser und bringt einen Toast aus. Alle singen *Happy birthday to you*, wobei es mit dem Namen etwas Verwirrung gibt, denn ein Teil singt Lisa und der andere Lollipop, und alle lachen und prosten sich zu, und der Segelflieger stimmt *For he's a jolly good fellow* an.

Lollipop steht im Mittelpunkt, leuchtend wie ein Glühwürmchen; um Lisa kümmert sich keiner. Da stelle ich meinen Teller ab, gehe zu ihr und sage: „Alles Gute zum Geburtstag, Lisa!" und nehme sie in den Arm. Sie fühlt sich weich und rund an. Für einen Augenblick möchte ich am liebsten mein Gesicht in ihre gepolsterte Halsgrube drükken und die Augen schließen wie ein Kind an der Brust seiner Mutter.

Als ich den Kopf hebe, sagt sie: „Weißt du, daß mein Bruder ganz wild darauf war, daß ich dich einlade?"

Wahrscheinlich ist das jetzt ein Kompliment, und ich sollte mich geehrt fühlen. Statt dessen frage ich mich, ob Lisa mich womöglich nicht eingeladen hätte, wenn Lollipop sie nicht darum gebeten hätte. Ich dachte, sie hätte sich echt gefreut, als ich auftauchte, doch jetzt bin ich nicht mehr so sicher.

Sie wartet auf eine Reaktion, darauf, daß ich mich geschmeichelt oder verlegen zeige oder kichere, aber in mir ist eine seltsame Leere. Außerdem habe ich das Gefühl, daß mir von dem einen Löffel Mousse übel wird, was ja eigentlich nicht sein kann.

Ich sage: „Ich kann nicht lange hierbleiben. Ich verschwinde bald wieder. Sei nicht sauer deswegen."

„Echt? Aber du bist doch gerade erst gekommen! Was hast du denn noch so Wichtiges vor?"

Zum Glück hat jemand die Musik wieder lauter gestellt, so laut, daß man sich zwecks Verständigung gegenseitig ins Ohr brüllen müßte. Lisa wartet auch nicht auf Antwort, sie fängt wieder an, herumzuspringen wie ein Gummiball. Irgendwie hat sie trotz ihrer Fettpolster eine gewisse Anmut, während ich mir zwischen den Tanzenden wie ein Holzklotz vorkomme.

Lollipop taucht vor mir auf, hoppelt um mich herum und versucht mich an der Hand zu nehmen und zu drehen, denn jetzt fängt eine uralte Rock-'n'-Roll-Kassette zu dudeln an.

„See you later, Alligator!" jubelt Lollipop.

Ich will mich losmachen, doch es gelingt mir nicht. Ich komme mir lächerlich und zugleich gefangen vor, wie ich von Lollipop herumgeschleudert werde, widerstrebend, gezwungen, die Tanzschritte halbwegs mitzumachen. Jetzt nimmt er mich um die Taille, wirbelt mich herum und lacht dabei, und ich fühle mich idiotisch, mehr denn je wie ein Klotz, so, als wäre ich zu einem dieser Baumstämme geworden, deren Holz im Lauf der Jahrtausende versteinert.

Mir ist elend zumute, schlecht vor Widerwillen. Dabei ist es nicht allein Lollipop mit seinem feisten, glänzenden Gesicht, für den das Leben so angenehm und genußvoll zu sein scheint, sondern auch alles andere um mich herum, der Lärm, die Gesichter, der Geruch nach üppigem Essen und Parfum, das Gelächter, das Herumgeschubstwerden …

Jetzt reiße ich mich los. Es ist mir egal, ob ich Lollipop für ein paar Minuten die Stimmung verderbe, ob jemand mich beobachtet und denkt, was ich doch für eine dumme, langweilige, fade Schrulle bin.

Ich stoße Lollipop von mir weg, und während das Lachen auf seinem Gesicht gefriert, drehe ich mich um und renne gegen einen von seinen Freunden, der wie Rumpelstilzchen springt und stampft und mir fast einen Schwinger gegen die Brust verpaßt. Geduckt versuche ich mich durchzukämpfen, bleibe aber mitten im Gewühl stekken, als plötzlich das Licht ausgeht.

Geschrei und Gelächter. Irgendein spaßiger Fuzzi hat den Stecker der Stehlampe herausgezogen. Jemand johlt und pfeift, ein Mädchen kreischt.

Ich weiß nicht, weshalb ich plötzlich solche Panik bekomme. Mir ist, als wäre ich wieder ein Kind, damals in der Geisterbahn, als ich neben meinem Vater durch diesen schwarzen, modrig riechenden Raum kurvte, bis irgendwo ein blaugrünes Licht aufleuchtete und sich knochige Hände nach mir ausstreckten. Mein Vater lachte, als wir durch die letzte flappende Gummitür ins Freie fuhren. Er fand es komisch, wie angstvoll zusammengekauert ich in dem Wägelchen saß, die Augen fest zugekniffen, die Hände schützend über dem Kopf verschränkt.

„Uuuuh-huhu!“ heult jemand. Ich fühle mich eingekreist von Körpern, spüre fremden Atem in meinem Gesicht, Hände stoßen mich zur Seite, ich bekomme einen Fußtritt.

Verzweifelt dränge ich weiter, aber wohin? Jetzt habe ich die Orientierung verloren. „Licht!“ schreit einer, und eine Mädchenstimme schreit zurück: „Nein, laß doch, wir tanzen im Dunkeln weiter, das ist cooler!“

Jemand hat eine Kerze angezündet. Sie steht auf dem Fensterbrett, ein milder, flackernder Schein in der Finsternis. Die Gestalten um mich herum sind wie Schemen, doch jetzt sehe ich die Wände, den Tisch, die Tür und verlasse die Wohnung in fieberhafter Hast, so, als würde ich verfolgt.

Draußen ist es kühl und windig. Eine Mainacht voller Sterne zwischen Wolkenfetzen. Der Wind trägt neben dem Abgasgestank auch andere Gerüche mit sich, die von weither kommen – den Duft von Wasser und jungem Grün, von Moos und frischer Erde und blühenden Gärten.

Ich atme tief durch und hoffe, daß es mir gleich besser gehen wird, daß die Übelkeit weicht und die Enge in meiner Brust sich löst. Doch auch die frische Luft ändert nichts daran, daß mir zum Kotzen ist.

Während ich durch dunkle, verlassene Straßen gehe, an einer Grünanlage vorbei, merke ich zum erstenmal richtig, wie unglücklich ich bin. In mir ist alles voller Schmerz, voller Überdruß; und durch meinen Kopf geistert wie ein alter Reim, wie eine Sequenz aus einem Lied, das einem nicht aus dem Sinn geht, die Frage: Was hat es für einen Sinn? Warum gehe ich hier? Was hat es für einen Sinn?

Es ist meine eigene Stimme, die das fragt, tief innen. Ich möchte weinen und kann es doch nicht. Ich möchte mich unter die schwarzen Bäume legen, die den Bürgersteig säumen, und das Gesicht ins kühle Gras drücken; vielleicht könnte ich dann ja weinen und Ruhe finden. Doch eine Grünfläche mitten in einer Großstadt ist Hundeklo und Fußballplatz für Kinder und Lagerstelle für Penner – alles andere, nur kein Ort, um auszuruhen.

Ein Betrunkener kommt mir entgegen. Er fuchtelt mit den Armen, schwankt hin und her und schreit mit rauher Stimme seinen Haß und sein Elend hinaus. Ich verschwinde zwischen den Büschen, um ihm auszuweichen.

Noch lange höre ich seine Schreie. Sie hallen von den Wänden der Häuser wider. Ich weiß nicht, wohin ich gehen soll. In die Lützelstraße 11, dritter Stock? Warum? Nur weil ich einen Schlüssel habe, der ins Türschloß paßt, und weil dort mein Bett steht und ein Schrank, in dem meine Klamotten sind?

Ich wünschte, es gäbe einen Ort, wo jemand auf mich wartet. Jemand, dem ich wichtig bin und der mir wichtig ist, dem ich vertrauen kann. Einen friedlichen Ort voller Geborgenheit und Wärme. Ich weiß aus vergangener Zeit, daß es solche Orte gibt und Menschen, die sie bewohnen.

Wenn ich jetzt ein Knirps von fünf Jahren wäre, würde ich mich wohl auf die Suche nach Großmutter und ihrem Garten machen und wandern, so weit mich die kleinen Füße tragen. Doch ich bin fast erwachsen und habe begriffen, daß es diesen Ort für mich nicht mehr gibt, auch wenn ich bis ans Ende meiner Tage wandern würde. Jedenfalls nicht auf dieser Welt.

16

Jetzt habe ich es schwarz auf weiß, daß ich in diesem Jahr nicht versetzt werde. Natürlich wußte ich es längst und denke, daß es zu allem anderen paßt, zu diesem Bergrutsch, der alles zu erfassen scheint und vor nichts haltmacht.

Ich lege die Mitteilung der Schule auf den Wohnzimmertisch. Dort liegt sie tagelang. Sicher haben meine Eltern sie entdeckt und gelesen. Trotzdem sagt keiner ein Wort. Nur Angie spricht mich darauf an.

„Dann hast du uns also nicht verkohlt“, sagt sie. „Das krieg’ ich nicht gebacken, echt. Ich hätte schwören können, daß dir so was nie passiert.“

Angie ist voll abgehobener Zukunftspläne. Sie freut sich darauf, endlich selbständig zu sein, im *Sax* jede Menge Kies zu machen und tolle Typen kennenzulernen. Ihr Traum ist es, später mal einen eigenen Frisiersalon zu haben, neue Frisuren zu kreieren und einen Visagisten einzustellen. Sie kommt mir sehr kindlich vor, als sie das erzählt, doch ich denke auch, daß sie viel mehr Lebensfreude und Glauben an eine bessere Zukunft hat als ich. Wieder einmal fällt mir auf, wie verschieden wir sind.

Im Herbst will sie auch mit ihrem neuen Freund zusammenziehen. Charlie heißt er. Er hat eine Maisonette-Wohnung im Zentrum in Aussicht, die sie gemeinsam mieten wollen.

Mama verkriecht sich immer mehr. Sie redet kaum noch ein Wort, streitet auch nicht mehr mit Vater, streicht nur

4 10282-6

stumm wie ein Geist durch die Wohnung. Obwohl sie jetzt nicht mehr in der Steuerkanzlei arbeitet, kocht sie nicht und kümmert sich auch nicht um den Haushalt. Wir ernähren uns hauptsächlich von tiefgekühlten Fertiggerichten, und jeder wäscht seine Wäsche selbst.

Keiner sieht es, wenn Mama die vollen Flaschen ins Haus schleppt und die leeren fortschafft. Sie ist auch sehr findig, wenn es darum geht, ihren Alkoholvorrat zu verstecken. Ich habe schon Flaschen an den unglaublichsten Stellen entdeckt: in der Trommel der Waschmaschine, in alten Moonboots, die ganz hinten im Schuhschrank stehen, und, gut getarnt mit Putzlappen, hinter dem Staubsauger.

Manchmal mache ich mich auf die Suche, und wenn ich eine volle Flasche finde, werfe ich sie in die Mülltonne. Bestimmt merkt sie das, aber sie sagt nie etwas. Ich weiß, daß Mama mir mißtraut, seit ich bei Dr. Klein war. Jetzt ist sie total einsam und hat sich vollkommen in sich selbst zurückgezogen. Ich frage mich, ob es je wieder eine Brükke geben wird, die uns zueinander führt.

Eines Tages, als Mama beim Einkaufen ist, finde ich auf meiner Suche nach Alkohol in ihrem Wäschefach jede Menge Tabletten. Es sind sicher hundert Stück. Dem Beipackzettel nach zu urteilen, müssen es starke Beruhigungsmittel sein.

Ich stehe vor dem Schrank und versuche zu begreifen, was dieser Tablettenvorrat zu bedeuten hat. Weshalb läßt sie sich dieses Zeug verschreiben, wenn sie es dann doch nicht einnimmt? Warum hortet sie es? Und wie lange schon? Kann es sein, daß ihr Dr. Klein auch nach unserem Gespräch noch Psychopharmaka verordnet hat?

Es dauert einige Zeit, bis mir dämmert, was all diese

Schachteln und silbrigen Heftchen mit den eingeschweißten Tabletten zu bedeuten haben.

Mama kann jeden Augenblick zurückkommen. Angespannt horche ich auf Geräusche, auf das Klappen der Eingangstür, während ich die beiden Heftchen aus der obersten Schachtel nehme. Sie enthalten je zehn Pillen. Meine Hände zittern. Ein Heftchen lasse ich in der Schachtel und lege sie zurück. So mache ich es auch mit zwei weiteren Schachteln. Die letzten vier Schachteln leere ich ganz und schiebe sie ohne Inhalt wieder zwischen die Strümpfe.

Es sind elf Pillenheftchen, die ich in meine Hosentasche stecke. Dabei fällt eines zu Boden; es knistert und raschelt höllisch laut in der stillen Wohnung. Wie ein Dieb komme ich mir vor, und ist es nicht auch mies von mir, in den Sachen meiner Mutter herumzuwühlen und ihr etwas zu nehmen, was ihr gehört?

Ich weiß, ich müßte mit ihr reden. Heimliche Aktionen wie diese sind sinnlos, sie bessern und ändern nichts. Doch die Zeit, als Mama mir zugehört hat, ist vorbei.

Während ich vor dem Schrank stehe, den ich mit Angie teile, und nach einem neuen Versteck für Mamas Pillen suche, überlege ich, ob ich noch einmal zu Dr. Klein gehen soll. Müßte er nicht erfahren, daß seine Patientin Medikamente sammelt, die in einer gewissen Menge ebenso zum Tod führen können wie Schlaftabletten?

Ich habe einmal gelesen, daß viele Menschen sich mit Medikamenten umbringen, die gegen Ängste und Depressionen verabreicht werden. Viele Mittel dieser Art bewirken eine Verlangsamung der Herztätigkeit. Man kann sich ausrechnen, daß das Herz gänzlich zu schlagen aufhört, wenn man nur genug davon einwirft. In dem Artikel stand auch, daß solche Medikamente nicht unbedenklich in größeren Mengen verschrieben werden sollten, wenn ein Patient selbstmordgefährdet ist.

Selbstmordgefährdet ... Ich sehe das Gesicht meiner Mutter vor mir, ihre vom Alkohol aufgedunsenen Wangen, die Augen, die so hoffnungslos wirken und zugleich gehetzt, als wäre sie von Feinden umringt.

Den ganzen Nachmittag und Abend bin ich voller Unruhe. Was soll ich nur tun? Wenn Mama einen Selbstmord plant, genügt es nicht, ihr stillschweigend die Tabletten wegzunehmen. Sie könnte schon in ein paar Wochen wieder die gleiche Menge Medikamente beisammen haben, wenn sie einen anderen Arzt aufsucht. Sie kann sich die Pulsadern aufschneiden oder sich vom Fernsehturm stürzen, kann auf den Dachboden gehen und sich erhängen oder in der Badewanne ertränken, wenn keiner zu Hause ist.

Schon der Alkohol kann zu einem Mittel werden, sich zu zerstören. Ein langsames, aber gefährliches Mittel, bei dem ein Mensch seine Würde verliert und irgendwann als zitterndes, von Wahnvorstellungen verfolgtes Wrack endet.

Vor Jahren habe ich einmal zusammen mit Mama und Angie einen Betrunkenen auf der Straße liegen sehen. Zuerst dachten wir, der Mann hätte einen epileptischen Anfall. Dann aber merkten wir, daß er total abgefüllt war. Er hatte das Bewußtsein verloren; seine Augäpfel waren verdreht, sein Körper wurde von einer Art innerem Erdbeben geschüttelt, einem Krampf, der ihn richtig vom Pflaster hochschnellen ließ und bewirkte, daß er sich wie unter gewaltigen Schmerzen krümmte.

Ich erinnere mich genau daran. Es war ein Zwischenfall, den ich nie vergessen werde. Noch heute weiß ich, wie wir in erschrockener Faszination auf dieses Bündel Mensch starrten, das sich da in seinem eigenen Urin und Erbrochenen wälzte.

Es ist eine würdelose Art, zugrunde zu gehen. Vielleicht denkt auch Mama noch manchmal daran. Vielleicht sammelt sie deshalb Tabletten, weil sie tief innen weiß, daß sie von Tag zu Tag mehr dem Alkohol verfällt, auch wenn sie es niemals zugeben würde. Womöglich fürchtet sie ja, so zu enden wie dieser Mann, und betrachtet die Tabletten als eine Hintertür, die ihr noch offensteht und ihr helfen soll, einem solchen Schicksal zu entrinnen.

Ist es wirklich ein Ausweg? Vielleicht. Ich denke, im Grunde hat jeder Mensch das Recht, darüber zu bestimmen, ob er leben will oder nicht. Auch ich halte den Tod in gewissen Situationen für einen Ausweg. Es kommt mir wie ein Trost vor, daß uns dieser Weg immer als letzte Möglichkeit bleibt. Andererseits habe ich bei Mama aber auch das Gefühl, daß sie einfach nur die richtige Art von Hilfe bräuchte, um wieder Halt zu finden.

Sie ist mehr als zwei Stunden unterwegs. Als die Eingangstür aufgeschlossen wird, gehe ich in den Flur. Sie hat ihren Einkaufskorb am Arm und sieht mich an, als hätte ich sie bei einer Heimlichkeit ertappt.

Rasch wendet sie mir den Rücken zu und hängt ihren Mantel an den Haken. Sogar ihr Rücken strahlt Abwehr aus. Ich rieche den scharfen Dunst des Alkohols. Wahrscheinlich hat sie im Park auf einer Bank gesessen und sich zugeschüttet, irgendwo an einer versteckten Stelle, wo sie sich unbeobachtet fühlte.

Ich suche nach Worten. Ich will ihr sagen, daß ich die Tabletten gefunden und an mich genommen habe, will sie fragen, was sie damit vorhat, ihr klarmachen, daß es nicht der einzige Ausweg ist, der ihr bleibt, daß es andere Möglichkeiten gibt, daß es nicht zu spät für sie ist, neu anzufangen. Und daß ich auf ihrer Seite bin. Doch während ich da stehe, überfällt mich wieder dieses Gefühl von Sinnlosigkeit. Glaube ich wirklich, was ich ihr da sagen will? Daß es sich lohnt, sich einer Situation zu stellen, durchzuhalten und neue Wege zu suchen? Und selbst wenn ich es glauben würde, könnte ich sie überzeugen?

„Mama", sage ich.

Sie dreht sich um, nimmt ihren Korb und hastet an mir vorbei, ohne mich anzusehen. Es ist, als hätte sie mich nicht gehört.

Sie möchte in Ruhe gelassen werden, das ist klar. Alles, was sie noch von uns will, ist, daß wir sie in Ruhe lassen.

17

Die Pfingstferien sind da. Ich habe überlegt, ob ich wieder bei Herdinger arbeiten soll, doch irgendwie fehlt mir jeder Schwung. Nicht einmal der Gedanke an das Geld und die damit verbundene Freiheit, die mir bis vor kurzem so wichtig war, kann mich dazu bringen, zum Telefonhörer zu greifen und im Personalbüro anzurufen.

Jetzt muß ich es sowieso ein Jahr länger zu Hause aushalten; daran würden auch ein paar Hunderter mehr nichts ändern. Falls ich überhaupt auf der Schule bleibe und das Abi mache. Nicht einmal da bin ich jetzt noch sicher.

Obwohl ich wenig Hoffnung habe, daß es etwas bringt, versuche ich am Pfingstmontag mit meinem Vater zu reden. Ich muß mich richtig dazu zwingen. Vielleicht mache ich es ja nur, damit ich mir später nicht vorwerfen muß, ich hätte das mit Mama gewußt und einfach tatenlos zugesehen.

Die Gelegenheit scheint günstig. Mama ist im Schlafzimmer, Angie wieder einmal unterwegs. Mein Vater sitzt allein vor der Glotze. Natürlich läuft alles genauso ab, wie ich es vorausgesehen habe.

Eigentlich will ich die Tabletten nicht erwähnen. Irgendwie kommt es mir vor, als würde ich Mama damit in den Rücken fallen, wenn ich es ihm sage. Doch bei ihm muß man mit harten Geschützen auffahren, um ihn zum Grübeln zu bringen.

Zuerst rede ich nur über Mamas Alkoholprobleme. Das

wissen wir ja alle, es ist nichts, womit ich sie verrate. „Es wird immer schlimmer“, sage ich. „Das mußt du doch auch merken.“

„Klar merke ich es“, erwidert er und schielt dabei mit einem Auge auf den Fernsehschirm. „Und was soll ich dagegen machen, kannst du mir das mal verraten? Ich hab’s längst aufgegeben.“

„Hast du denn überhaupt je versucht, ihr zu helfen, oder dich wenigstens gefragt, warum sie trinkt?“ sage ich.

„Was weißt du schon?“ Seine Stimme nimmt einen aggressiven Ton an. „Ihr junges Gemüse habt ja immer den Durchblick, wie wir Alten alles besser machen sollten. Wart erst mal, bis du selbst erwachsen bist und schau, daß du dann deine eigenen Beziehungskisten in den Griff kriegst!“

Klar, daß er sich angegriffen fühlt. „Kümmere dich lieber um deine Ausbildung“, fügt er hinzu. „Ich würde es gern noch erleben, daß wenigstens eine meiner Töchter das Abitur schafft, ehe ich pensioniert werde.“

Darauf könnte ich einiges erwidern; zum Beispiel, daß es vielleicht einen Zusammenhang zwischen dem Streß in unserer Familie und meinen Schulproblemen gibt. Aber damit würde ich nichts erreichen. Ich kenne den Ausdruck auf seinem Gesicht, wenn er zumacht – so, als würde eine Wand heruntergelassen. Seine Kinnmuskeln verhärten sich dann, sein Blick wird kalt und fern, man hat das Gefühl, daß er durch einen hindurchsieht. Auch sein Mund verändert sich. Er bekommt einen verbissenen, spöttischen Zug, den ich an ihm hassen kann.

Nein, ich will nicht, daß dieses Gespräch zu einem Schlagabtausch wird. Dazu ist es zu wichtig. Es geht nicht um mich. Was die Beziehung zu meinem Vater betrifft, habe ich längst jede Hoffnung aufgegeben. Man kann ja auch nicht erwarten, daß man sich automatisch liebt, nur weil man ein paar gleiche Gene hat und blutsverwandt ist.

„Mama braucht Hilfe", sage ich. „Sie geht sonst kaputt, kapierst du das nicht?"

Er runzelt die Stirn und streicht sich mit einer ungeduldigen Bewegung das Haar zurück. Mein Vater sieht sehr gepflegt aus. Er duftet nach einem italienischen Herrenparfum und trägt modische Jacken mit gepolsterten Schultern über teuren Maßhemden. Er benutzt Gesichtscreme und geht sogar manchmal zur Kosmetikerin. Jeden Tag wäscht und fönt er sich die Haare. Er achtet streng auf seine Figur und hat seit einigen Monaten einen Bart, mit dem er sein etwas zurückfliehendes Kinn versteckt, das immer mehr dazu neigt, sich nach unten hin zu verdoppeln. Ich kann mir vorstellen, daß eine ganz bestimmte Sorte Frauen meinen Vater durchaus anziehend findet. Vielleicht hat er sogar irgendwo eine Freundin sitzen. Es würde mich nicht wundern.

Jetzt drückt er auf einen Knopf der Fernbedienung. Die Stimmen im Fernseher, das Gelächter und das Klatschen des Publikums werden lauter.

„Jeder ist für sich selbst verantwortlich", sagt er. „Deine Mutter ist erwachsen. Sie muß selbst wissen, was sie tut. Ich kann sie nicht daran hindern, sich kaputtzumachen, wenn sie das unbedingt will."

Und das ist genau die Antwort, die ich erwartet habe.

„Du machst es dir leicht! Denkst du, daß sie einfach so zu trinken angefangen hat, nur weil ihr der Alkohol so gut schmeckt, ohne einen tieferen Grund?"

„Ach, jetzt bin wohl ich schuld an ihrer Trinkerei?"

„Es geht nicht um Schuld“, sage ich. „Vielleicht schon eher um Verantwortung. Ich dachte, wenn man in einer Zweierbeziehung lebt, hätte man auch eine gewisse Verantwortung für den anderen. Da gibt's doch diesen Spruch von den guten und schlechten Tagen … Und der bedeutet für mich, daß man sich gegenseitig hilft, wenn es einem von beiden dreckig geht.“

Mein Vater sieht an mir vorbei. „Du solltest Pastorin werden“, sagt er.

Ich beschließe, mich nicht von ihm provozieren zu lassen. „Wenn du Probleme hättest, würdest du dann nicht erwarten, daß Mama zu dir steht?“

„Nein“, erwidert er. „Das würde ich nicht. Ich erwarte von deiner Mutter überhaupt nichts mehr.“

„Warum seid ihr dann noch zusammen?“

„Weil …“ Er stockt. Jetzt sieht er mich endlich an. „Verdammt noch eins, ich bin dir doch keine Rechenschaft schuldig! Stehe ich hier vor einem Tribunal, oder was? Für wen hältst du dich eigentlich, du Grünschnabel? Wer gibt dir das Recht, über mich zu urteilen, mir zu sagen, was ich tun oder lassen soll? Muß ich mich vor dir rechtfertigen? Du lebst immer noch von meinem Geld, merk dir das!“

„Ja“, sage ich. „Ich weiß. Jetzt fehlt nur noch der gute alte Spruch: Solange du die Füße unter meinen Tisch streckst …“

Mein Vater wird blaß. Seine Kinnmuskeln treten noch stärker hervor. Ich zwinge mich zur Ruhe, versuche, sachlich zu bleiben.

„Ich glaube schon, daß mich das, was zwischen euch läuft, etwas angeht“, füge ich hinzu. „Und Angie auch. Schließlich leben wir hier zusammen. Und was sich in letzter Zeit zwischen dir und Mama abspielt, läßt uns auch nicht kalt. Wir kriegen es immerhin mit. Glaubst du, Angie ist umsonst ständig unterwegs? Sie hält es zu Hause nicht mehr aus. Und mich macht es auch fertig zu sehen, wie ihr miteinander umgeht, du und Mama. Manchmal kann ich die Kids verstehen, die lieber irgendwo auf Bahnhöfen herumhängen und sich mit Drogen vollpumpen, als ins traute Familienleben zurückzukehren."

„Dann bleib doch weg, wenn es dir hier nicht mehr paßt!" sagt er.

In diesem Augenblick hasse ich ihn. Wir mustern uns wie zwei Todfeinde. Er ist nicht bereit, irgend etwas einzusehen; er kommt mir vor wie ein Fechter, der blindlings Hiebe verteilt, um jede faire Auseinandersetzung von vornherein zu verhindern.

Nein, so kommen wir nicht weiter. Es gibt drei Möglichkeiten: Entweder ich schreie jetzt los, werfe ihm alles an den Kopf, was sich in mir seit Monaten, nein, seit Jahren gegen ihn aufgestaut hat. Oder ich renne hinaus und knalle die Tür hinter mir zu. Oder ich konfrontiere ihn beinhart mit Tatsachen, vor denen er hartnäckig die Augen verschließt.

„Gut", sage ich. „Lassen wir mich und Angie aus dem Spiel. Ist dir klar, daß Mama Selbstmordabsichten hat?"

Mein Vater erschrickt nicht. „Du meinst, sie könnte irgendwann mal den Säuferwahn kriegen?" fragt er. „So schnell stirbt man vom Alkohol nicht. Ein Kollege von mir säuft seit zehn Jahren wie ein Loch, und er macht's bestimmt auch noch weitere zehn Jahre."

Im Fernsehen singen ein Macker und seine Tussi im Jodler-Outfit ein schmalztriefendes Lied von Heimat, Herz und

Schmerz. Ihr Lächeln ist wie Zuckerguß, genauso starr und rosarot. Man könnte glatt Zahnschmerzen davon bekommen.

Ich sage: „Mama sammelt Tabletten. Sie hat sich schon einen dicken Vorrat zugelegt."

Jetzt ist mein Vater doch nicht mehr so gelassen. „Was für Tabletten?" fragt er.

„Beruhigungsmittel, Antidepressiva, solche Sachen", erkläre ich.

„Ach so." Schon versucht er sich wieder in seinen gewohnten Schutzraum zurückzuziehen, der ausgepolstert ist mit trügerischen Überzeugungen, daß schon alles nicht so schlimm sein wird und nichts so heiß gegessen wird, wie es gekocht ist, und daß Unbequemes, Bedrohliches von selbst verschwindet, wenn man den Kopf nur lange und tief genug in den Sand steckt.

„Mit Beruhigungsmitteln kann man sich nicht umbringen", sagt er.

„Kann man schon." Ich denke voller Zorn und Abneigung, daß das alles ist, was für ihn zählt – die Wirksamkeit der Mittel. Wieso begreift er nicht, daß es in erster Linie um den Anlaß geht, der Mama dazu bringt, heimlich Tabletten zu sammeln; um ihre Verzweiflung, ihre Ausweglosigkeit?

Doch ihm ist wohl nur mit Fakten beizukommen, wenn überhaupt. „Kann man schon", wiederhole ich. „Damit haben sich schon mehr als genug Leute das Leben genommen, das hab' ich gelesen. Starke Beruhigungsmittel wirken ähnlich wie Schlaftabletten, sie führen zu Herz- und Kreislaufversagen. Man muß nur die doppelte oder dreifache Menge nehmen wie bei Schlafmitteln, das ist alles."

Er schweigt eine Weile. Ich gehe zum Fernseher und schalte ihn ab.

„Wo hat sie das Zeug versteckt?“ fragt er schließlich.

„Das mußt du Mama schon selber fragen.“

Ich habe nicht vor, ihm zu verraten, daß der größte Teil der Tabletten inzwischen bei mir gelandet ist. Sonst würde er wahrscheinlich gleich wieder alles wegstecken und sich einreden, daß die Sache damit erledigt und gegessen ist.

„Und wenn sie es mir nicht sagt?“ Das klingt plötzlich hilflos.

Ich erwidere: „Verstehst du nicht, daß es vor allem darum geht, mit ihr zu reden? Irgendwas muß passieren, ihr könnt nicht so weitermachen! Geht zu einem Eheberater, falls ihr es noch mal miteinander versuchen wollt, oder trennt euch so friedlich wie möglich, aber laßt nicht einfach alles so laufen! Daß Mama Tabletten sammelt, ist ein Warnsignal; es heißt, daß sie nicht mehr weiter weiß ...“

Einige Zeit sitzt er still in seinem Sessel. Vielleicht sollte ich ihn jetzt allein lassen, um über alles nachzudenken. Doch als ich aus dem Wohnzimmer gehen will, höre ich ihn sagen: „Herrgott, das ist mir alles zuviel! Ich bin schließlich kein Seelenklempner. Darum müssen sich andere kümmern. Deine Mutter ist Alkoholikerin, sie hat wahrscheinlich Depressionen, einen seelischen Defekt. Ich kann ihr da nicht helfen. Sie muß zu einem Psychiater, vielleicht in eine Nervenklinik. Ich pack' das nicht, kein Mensch kann das von mir verlangen ...“ Seine Stimme klingt fast weinerlich. Ich weiß nicht, was ich noch sagen soll. Ich gehe hinaus und schließe die Tür hinter mir.

Vielleicht hätte ich mich nicht einmischen sollen. Vielleicht hätte ich ja besser selbst mit Mama reden sollen.

Vielleicht ist jetzt alles nur noch schlimmer. Vielleicht, vielleicht …

Draußen ist es stürmisch, ein Tag mit Wind und Regen, kalt für die Jahreszeit. Ich ziehe meinen alten Trenchcoat über und verlasse die Wohnung, nehme den Bus und fahre zum Nordfriedhof, wo Großmutter begraben liegt. In der Friedhofsgärtnerei, die auch feiertags geöffnet hat, kaufe ich einen Topf mit einer Miniaturrose.

Ich habe vergessen, eine Schaufel oder einen Löffel einzustecken. Mit der bloßen Hand grabe ich ein Loch in die Erde und pflanze den winzigen Rosenstock auf Großmutters Grab. Dabei rede ich in Gedanken mit ihr. Ich erzähle ihr alles, obwohl sie es wahrscheinlich sowieso längst weiß. Falls Tote überhaupt weiterexistieren und Anteil daran nehmen, was mit uns Lebenden geschieht. Vielleicht wollen sie es ja gar nicht mehr wissen. Oder sie machen sich Sorgen um uns und sind um uns herum und versuchen uns beizustehen, wer weiß das schon?

Ich wünschte, es wäre so – daß es Großmutter noch irgendwo gibt, daß sie mir wie ein Schatten folgt, mich begleitet und stützt, wenn ich nicht mehr weiter kann.

Jetzt ist so ein Augenblick – nein, ein ganzer Streckenabschnitt auf der Bahn meines Lebens, wo ich nicht weiter weiß. Ich komme mir vor wie ein Wanderer in der Wüste, in einem Land, in dem alles öde und verbrannt ist. Und nirgends ein Ziel, eine Stelle, die es wert wäre, daß ich weiterwandere und durchhalte.

Sylvies Mutter stammt aus Schweden. Sie hat mir einmal einen, schwedischen Spruch gesagt, der mir jetzt einfällt: *Det är mörkast före skymningen* heißt er. Das bedeutet so ungefähr, daß die dunkelste Zeit vor Einbruch der

Dämmerung ist; und im übertragenen Sinn, daß einem das Leben kurz vor der Wende zum Besseren am schwärzesten und ausweglosesten erscheint.

Mit diesem Spruch versuche ich mich zu trösten. Ich sage ihn mir immer wieder vor, während ich im Bus sitze und zurückfahre.

Als ich in unsere Wohnung komme, ist mein Vater nicht mehr da. Mama steht in der Küche und hält sich an der Tischkante fest. Ihre Haare sind wirr, ihr Blick ist verstört.

„Du hast mich verraten!“ schreit sie. „Du hast mir meine Tabletten gestohlen! Wo sind sie? Gib sie mir zurück, du hast kein Recht, sie mir wegzunehmen! Gib sie mir sofort wieder, hast du verstanden? Ich hasse dich, ich hasse euch alle!“

18

Ich habe gelogen und Mama gesagt, ich hätte ihre Tabletten weggeworfen. Doch das stimmt nicht. Sie liegen jetzt ganz unten in der kleinen, alten Schachtel mit dem Flohspiel, den Würfeln und den Mühle-Spielklötzchen, die noch aus Großmutters Kindheit stammt. Da findet sie so leicht keiner.

Das ist alles, was bei meinem Gespräch mit Vater herausgekommen ist: daß Mama mich haßt, daß ich sie belügen mußte, daß sie nur noch mehr trinkt, daß mein Vater es wie Angie macht und immer seltener nach Hause kommt.

Jetzt bin ich meistens mit Mama allein in der Wohnung. Das heißt, sie hat sich im Schlafzimmer verschanzt und kommt kaum noch heraus. Wahrscheinlich bewegt sie sich nur dann noch frei in der Wohnung, wenn keiner da ist, wenn auch ich in der Schule bin. Dann füllt sie wohl ihren Alkoholvorrat auf, schafft die leeren Flaschen beiseite, benutzt das Bad und geht in die Küche.

Sie ißt kaum noch etwas. Im Kühlschrank ist gähnende Leere. Angie bekommt etwas Haushaltsgeld von unserem Vater, das sie mit mir teilt. Davon kaufen wir ein.

Ende Juni zieht Angie aus. „Ich mach' die Flatter", sagt sie. „Hab' keinen Bock mehr, in dieser Gruft zu bleiben. Charlie hat zwar bloß sein Ein-Zimmer-Appartement, aber im Herbst wird ja das Haus in der Kaiserstraße fertig, dann kriegen wir unsere Maisonette-Wohnung. Bis dahin kommen wir schon klar."

Irgendwie beneide ich sie. Darum, daß sie jemanden hat, zu dem sie gehen kann, auch wenn es vielleicht nur für kurze Zeit ist. Ich glaube nicht, daß die Beziehung mit diesem Charlie lange halten wird. Dazu sind sie beide zu unreif. Ich habe Charlie einmal gesehen, und er kam mir genauso kindisch und oberflächlich vor wie meine Schwester.

„Jetzt hast du endlich das Zimmer für dich allein und brauchst es nicht mehr mit mir zu teilen", sagt Angie.

Noch vor ein paar Monaten wäre ich vor Freude darüber im Viereck gesprungen. Jetzt wäre es mir fast lieber, Angie würde bleiben. Die einsame Wohnung mit Mama, die sich vor mir verkriecht, macht mir manchmal richtig angst. Jeden Nachmittag, wenn ich von der Schule zurückkomme, bleibe ich erst eine Weile im Flur stehen und horche, und mein Herz klopft wie verrückt dabei, bis ich irgendein Geräusch aus dem Schlafzimmer höre.

Was fürchte ich? Daß ich meine Mutter eines Tages tot im Bett oder in der Badewanne vorfinden könnte? Oder in der Küche, mitten in einer Blutlache, mit aufgeschnittenen Pulsadern? Ja, ich denke, das ist der Grund für die Panik, die mich oft schon auf dem Nachhauseweg überfällt und meine Beine schwer wie Blei macht, wenn ich die Treppen zu unserer Wohnung hochsteige.

Sylvie hat mir geschrieben. Sie fliegt in den Sommerferien mit ihrem Bruder nach Amerika, nach Long Island. Eigentlich hatten wir vor, uns in den Ferien zu treffen. Das heißt, Sylvie wollte mich einladen, für zwei Wochen zu ihr nach Hamburg zu kommen. Wir wollten auf eine dänische Insel fahren. Doch da sie jetzt den ganzen Sommer in Amerika sein wird, geht das natürlich nicht mehr.

„Dann kommst du eben in den Herbstferien", schreibt sie. „Oder zu Weihnachten. So bescheiden, wie es zur Zeit in deiner Familie aussieht, ist es vielleicht ganz gut, wenn du dich Weihnachten absetzen kannst."

In dieser Nacht träume ich wieder von Großmutter. Wie immer steht sie hinter dem Zaun jenseits der vierspurigen Straße, auf der sich ein unablässiger Strom von Fahrzeugen dahinwälzt. Tierleichen liegen auf dem Asphalt, zerfetzt und plattgedrückt.

Großmutter hat Terry bei sich und winkt mir zu. Ich sehe sie fern, aber deutlich in ihrer blauen Kleiderschürze, sehe die grauen Strähnen in ihren Haaren, ihr festes Kinn und ihre klaren Augen.

Diesmal zögere ich nicht. Ich weiß, ich muß zu ihr; nichts hält mich mehr auf meiner Seite der Straße, denn ich bin allein. Obwohl es um mich her dunkel ist, weiß ich, daß ich von einem Berg von Abfall und Schrott umgeben bin. Drüben aber stehen Großmutter und Terry auf einer schönen Wiese voller Blumen, unter Bäumen, die mit ihren Zweigen fast das Gras berühren. Es gibt auch einen Fluß dort und Berge mit bewaldeten Gipfeln.

Darüber wölbt sich der Himmel unendlich blau. Die Sonne scheint, und zugleich auch der Mond; und die Sterne leuchten in einem unbeschreiblich hellen, lockenden Licht.

Obwohl der Strom der Fahrzeuge nicht abreißt, betrete ich die Fahrbahn ohne Furcht. Endlich habe ich ein Ziel, das den Einsatz lohnt. Wenn ich erst bei Großmutter bin, ist alles gut.

Mutig und entschlossen gehe ich vorwärts. Komisch, ich sehe mich dabei selbst von oben, eine kleine, dünne Gestalt mit langen, blonden Haaren, in Jeans und Parka, einen

Rucksack über der Schulter. Schon kommt ein Wagen angerast; es ist ein Laster. Er erfaßt mich, und ich werde hochgeschleudert wie ein Bündel Lumpen. In der Luft überschlage ich mich. Dann falle ich, falle …

Mit einem Ruck werde ich wach. Mir ist schwindlig, so, als wäre ich wirklich aus großer Höhe gestürzt.

Nach diesem Traum kann ich lange nicht mehr einschlafen. Meine Gedanken kommen nicht davon los. Nachdem ich ihn so viele Male schon geträumt habe, beginne ich ihn jetzt endlich zu verstehen. Und mir fällt ein, daß Träume für die Indianer Zukunftsvision und wichtige Wegweiser waren.

Das dunkle, einsame Land voller Müll und Schrott, in dem ich mich befinde, ist diese Welt, wie ich sie erlebe. Jenseits der Straße, dort, wo Großmutter und Terry stehen, ist das Paradies, die Insel der Seligen, die Elysischen Auen, oder wie immer wir Menschen es auch nennen mögen – das „unentdeckte Land, von des' Bezirk kein Wanderer je wiederkehrt", wie Shakespeare sagt.

Um dorthin zu gelangen, müßte ich den Mut haben, die Grenze zwischen Leben und Tod zu überschreiten, meine körperliche Hülle abzustreifen und diese Welt zu verlassen.

Mamas Tabletten in Großmutters Spielschachtel fallen mir ein, während ich im Bett liege und ins Dunkel starre. Es wäre nicht schwierig, sie zu schlucken, kein großer Schritt. Es kann nicht schlimm sein, über diese Grenze zu gehen, vielleicht nicht anders, als wenn man sehr müde ist und sich hinlegt, um auszuruhen und einzuschlafen; auch wenn es ein endgültiger Schlaf ist, aus dem es kein Erwachen gibt – jedenfalls nicht auf dieser Seite der Straße.

Nein, es kommt mir mehr wie ein Glück vor, endlich nicht mehr aufwachen zu müssen, keinen dieser Tage mehr vor mir zu haben, die wie eine mühselige Wanderung voller Hindernisse sind, ohne einen Menschen neben mir, dem ich wichtig bin und der mich liebt.

Keine Schule mehr, keine Angst, die Wohnung zu betreten und Mama betrunken oder tot vorzufinden; keine sinnlose Aneinanderreihung von Tätigkeiten – Duschen, U-Bahn-Fahren, Pauken, Arbeiten schreiben, Fragen beantworten, Essen, Trinken, Schlafen ...

Täglich das gleiche Einerlei, wozu? Es muß sehr friedlich sein, wegzudriften und nie wieder zu erwachen, selbst wenn es danach nichts gibt, keine Insel der Seligen, wo Großmutter und Terry auf mich warten, nur Leere und Sich-Auflösen, ewiger Schlaf.

Wenn mein Leben wirklich so aussieht wie das Bild in meinem Traum, ein dunkles, einsames Land voller Schrott, was hält mich dann noch hier? Gibt es einen vernünftigen Grund, mich weiter an diesem Ort aufzuhalten?

Schließlich stehe ich auf, gehe ans Fenster und öffne die Fensterflügel weit. In der Ferne heult die Sirene einer Funkstreife. Es riecht nach Abgasen und Staub und nach den Mülltonnen, die im Hinterhof stehen. Schon mischt sich der graue Schimmer der Morgendämmerung in das Dunkel der Nacht. Der erste Vogel singt irgendwo zwischen den Hauswänden.

Es ist eine Amsel. Während ich zuhöre, wie die Töne auf und ab schwellen, süß und schwer, in immer neuen Variationen, merke ich, daß ich mich nach langer Zeit wieder ruhig und leicht und friedlich fühle.

Dieses Gefühl nehme ich mit ins Bett zurück, schlafe damit ein und wache auch damit auf. Ich weiß jetzt, es gibt einen Ausweg. Ich bin nicht hilflos ausgeliefert, muß nicht um jeden Preis durchhalten, nicht alles ertragen. Ich kann gehen und die Tür hinter mir schließen Es ist meine freie Wahl. Keiner kann mich zwingen zu bleiben.

Wenn ich nicht weiter weiß, steht mir ein Weg offen, den ich gehen kann – morgen schon, in einer Woche, in einem Jahr. Ich kann jederzeit selbst entscheiden, ob ich leben oder sterben will. Ich bin frei.

19

Das Telefon klingelt. Ausnahmsweise ist Angie zu Hause. Sie geht an den Apparat. Ich bin gerade unter der Dusche und höre, wie sie ruft: „Mama, es ist für dich!“ Dann wird heftig gegen die Schlafzimmertür gepoltert.

Natürlich kommt Mama nicht heraus. Sie hat sich eingeschlossen. Das tut sie in letzter Zeit ständig. Ich spüle das Shampoo aus meinen Haaren und möchte mir am liebsten gleichzeitig die Ohren zuhalten.

Als ich aus dem Bad komme, sagt Angie: „Da hat jemand für Mama angerufen. Eine Sprechstundentussi aus der Praxis von einem Dr. Kurz oder Lang oder so.“

„Klein“, erwidere ich.

„Meinetwegen, Klein. Sie hat gesagt, daß Mama schon vor zwei Wochen einen Termin hatte und nicht aufgekreuzt ist. Und daß sie ihren Krankenschein brauchen. Aber wie soll ich ihr das stecken? Sie kommt ja nicht mehr aus ihrem Bunker heraus.“

„Schreib einen Zettel und schieb ihn unter der Tür durch“, sage ich. „Obwohl du dir das genausogut sparen kannst. Sie wird nicht hingehen. Und das mit dem Krankenschein kann man auch vergessen.“

„Dann muß Paps ihn eben losschicken.“ Angie zieht eine Fertigpizza aus dem Backofen. „Weißt du übrigens, daß er eine Freundin hat?“

Ich bin nicht besonders erstaunt. „Nein“, sage ich. „Weiß ich nicht. Aber anzunehmen war's.“

„Ich kenne sie sogar. Letzte Woche hab' ich die beiden getroffen, als ich mit Charlie im *Primavera* beim Essenfassen war. Paps hat uns zur Lasagne eingeladen. Wein gab's auch. Sie ist ganz okay. Sieht nicht übel aus. Blond, tolle Figur, schätzungsweise fünfunddreißig. Scheint was Ernstes zu sein."

Das interessiert mich wenig. Ich habe mir vorgenommen, mich nicht mehr um das zu kümmern, was zwischen meinen Eltern abläuft.

„Wahrscheinlich wird Paps sich bald scheiden lassen", fügt Angie mit vollem Mund hinzu. „Er hat so was angedeutet."

„Aha", sage ich.

„Fragt sich bloß, ob Mama einverstanden ist. Das heißt, wahrscheinlich ist es ihr egal; sie ist ja meistens abgefüllt bis obenhin und läßt sowieso nur noch alles laufen."

Angie spült die Pizza mit Cola hinunter und sieht mich über ihr Glas hinweg an. Mit ihren schwarz ummalten Augen erinnert sie mich an einen jungen Waldkauz. „Ich finde, wir müßten sie in eine Klinik einweisen lassen, damit sie auf Entzug kommt."

„Dazu können wir sie nicht zwingen. Und freiwillig wird sie nicht gehen", antworte ich.

„Können wir schon. Wir müssen nur einen Arzt holen, wenn sie wieder mal total dicht ist. Der kann sie dann in eine Klinik einweisen", behauptet Angie.

Vermutlich hat sie recht. Aber diese Erkenntnis ist bestimmt nicht auf ihrem Mist gewachsen. Sicher hat unser Vater sich irgendwo erkundigt. Es würde ihm ähnlich sehen, genau so etwas zu tun. Jemanden holen, der Mama wegbringen läßt. Dann könnte er sich selbst und aller Welt vormachen, es wäre nicht seine Entscheidung und Verantwortung, sondern die von anderen Leuten, sozusagen von offizieller Seite.

Ich glaube ihn förmlich sagen zu hören: Ich habe ja alles versucht, aber es war nichts zu machen. Der Arzt meinte, es wäre nicht zu umgehen …

Vielleicht ist es jetzt wirklich unumgänglich, nachdem wir alle zu lange gewartet haben. Auch ich? Ja, auch ich. Die Gleichgültigkeit und Lieblosigkeit in unserer Familie ist im Laufe der Jahre etwas Selbstverständliches geworden, und Mama ist die erste, die daran zerbricht.

Abends, als ich einen Packen Wäsche in die Waschmaschine stecke, fällt mir ein Zettel in die Hand, der in der Tasche meiner schwarzen Jeans steckt. Total zerknittert, aber die Zahlen darauf sind noch leserlich.

Zuerst weiß ich nicht mehr, was sie bedeuten, bis ich die verblichene, von Kniffen gebrochene Schrift unter den Zahlen entziffere. Da fällt es mir wieder ein: Lisas *Nummer gegen Kummer.*

Ich werfe den Zettel nicht weg, auch wenn ich nicht glaube, daß diese Telefonnummer mir weiterhelfen würde, daß ich mich je entschließen könnte, sie zu wählen und herauszufinden, welche Stimme mir antwortet und was sie mir zu sagen hat.

Trotzdem mag ich Lisas Hilfsangebot nicht einfach so in den Müll werfen. Es kommt selten vor, daß mir ein anderer Mensch die Hand entgegenstreckt; und das hat Lisa getan, auch wenn es ungeschickt und ungefragt war.

Nach einigem Zögern lege ich den Zettel in Großmutters kleine Spielschachtel. Seltsam, daß ich gerade diesen Platz wähle, der ja auch das Versteck von Mamas Tabletten ist.

Am nächsten Tag gehe ich nicht zur Schule. Zwei Klassenarbeiten sind angesagt, auf die ich schlecht vorbereitet bin. Außerdem würde es nichts bringen. Ich werde sowieso nicht versetzt. Bald sind große Ferien. Vielleicht gehe ich auch nie wieder hin. Der ganze Schulbetrieb kommt mir vor wie ein einziger Affenzirkus ohne Sinn und Verstand.

Ich packe zwei Bücher in meinen Rucksack und gehe damit in den Park. Das Wetter ist schön, gerade richtig, um sich in eine Wiese zu legen. Es gibt da eine Stelle am Ufer eines Baches, unter Weiden, die ich gern habe und wo ich früher öfter war.

Zum Glück ist nicht viel Volk im Park, nur ein paar Spaziergänger mit Hunden und Mütter, die ihre Kinderwagen vor sich her schieben. Von Ferne hört man das unablässige Brausen des Stadtverkehrs. Ein Entenpärchen wackelt vor mir über den Weg.

Ich lege mich am Bachufer ins Gras und benutze meinen Rucksack als Kopfkissen. Das Wasser rauscht und plätschert. Ich schließe die Augen und denke, daß es auch schön sein könnte, im Wasser zu sterben.

Vielleicht brauche ich das Geld ja jetzt nicht mehr, das ich gespart habe. Es sind fast fünfzehnhundert Mark. Ich könnte mir eine Fahrkarte ans Meer kaufen, nach Sylt zum Beispiel, und mich an einem Sommerabend mit einer Flasche Wein an den Strand legen, wenn der Sand noch warm von der Sonne ist. Dort könnte ich Wein trinken, bis ich müde werde; und wenn ich eingeschlafen bin, kommt die Flut und spült mich ins Meer hinaus. Das ist eine angenehme Vorstellung, bei der es mir gutgeht. Ich spüre keinerlei Angst.

Das Sonnenlicht sickert durch die Weidenzweige. Ich kremple die Hosenbeine auf und schiebe mein T-Shirt hoch, so daß ich die Wärme auf dem Bauch und den Schienbeinen spüren kann. Der leichte Wind ist wie eine sanfte Berührung. Ich rieche das Wasser und höre, daß es eine Melodie hat. Sie mischt sich mit dem Gesang der Vögel, die hier im Park ihre Zuflucht haben, eine kleine Oase in der Wüste der Großstadt. Aus der Ferne höre ich Kindergeschrei. Auch das gehört mit zur Melodie.

Ich bin so müde. Ich schlafe ein und träume wirres Zeug, ganze Romane; und als ich aufwache, ist es dunkler. Schwere Wolken überziehen den Himmel und verdecken die Sonne.

Ich spüre, daß jemand mich beobachtet, noch ehe ich den Macker sehe, der ganz in meiner Nähe sitzt, an den Stamm einer Weide gelehnt. Er ist ungefähr so alt wie mein Vater und trägt einen Anzug und eine Krawatte. Bestimmt sitzt er für gewöhnlich nicht in vollem Outfit im Gras. Sein Blick stört mich. Er gibt mir das Gefühl, nackt und ausgeliefert zu sein.

Dabei sieht er nicht aus wie einer von diesen Spannern oder Sexmonstern in Fernsehfilmen. Eher wie ein biederer Bankbeamter. Einer, der eine christliche Partei wählt und zu Hause Frau und Kinder hat und ein Reihenhaus abbezahlt. Aber man sieht es den Leuten nicht immer an der Nasenspitze an, ob sie gestört sind oder nicht.

Hastig stehe ich auf und ziehe dabei mein T-Shirt herunter. Ich tue, als wäre er nicht vorhanden, merke aber, daß jeder Nerv, jeder Muskel meines Körpers angespannt ist und daß meine Ohren wie die Lauscher eines Wildkaninchens aufgestellt sind. Niemand ist in der Nähe, kein

Spaziergänger mit seinem Hund, keine Mutter mit Kinderwagen.

Als ich mich nach meinem Rucksack bücke, sehe ich aus den Augenwinkeln, daß er mich anstarrt. Sein biederes Gesicht unter den kurzgeschnittenen Haaren macht mir angst. Es ist wie eine glatte Maske, hinter der sich alles mögliche verbergen kann.

Ich zwinge mich, nicht loszurennen. Er soll nicht merken, daß ich Angst vor ihm habe. Jenseits des Baches, auf dem Hauptweg, entdecke ich einen Spaziergänger. Er ist ziemlich weit entfernt, so weit, daß ich nicht erkennen kann, ob es ein Mann ist oder eine Frau und ob die Gestalt näher kommt oder sich entfernt.

Ob er – oder sie – mir zu Hilfe käme, falls ich von dem Macker im Anzug überfallen würde? Wahrscheinlich nicht. Immer wieder werden Leute niedergeschlagen, vergewaltigt, ausgeraubt, und keiner hilft ihnen, weil fast jeder seine eigene Haut retten will.

Am Knirschen des Kieses merke ich, daß der Typ mir folgt. Er geht im gleichen Tempo wie ich, nicht zu schnell, nicht zu langsam. Panik kriecht in mir hoch. Zugleich macht es mich wütend, daß ich solche Angst habe, daß ich mich so ausgeliefert fühle.

Scheiß Welt! denke ich. Warum hab' ich nicht längst einen Selbstverteidigungskurs gemacht? Warum hab' ich's mir immer nur vorgenommen und dann doch wieder verschoben? Auch wenn ich jetzt nicht in die Lage komme, mich verteidigen zu müssen, würde ich mich nicht so schutzlos und gedemütigt fühlen, sondern selbstsicherer.

Aber wer weiß, vielleicht ist es sogar gut, daß ich nicht in einem Kampfsport ausgebildet bin. Sonst würde ich mich jetzt umdrehen und diesen Mistkerl mit einem Handkantenschlag gegen seinen Adamsapfel umbringen. All der Frust der letzten Monate und Jahre, all die aufgestaute Verzweiflung, die Ratlosigkeit, die Wut und Einsamkeit fließen in mir zusammen wie Bäche in einen Fluß und erzeugen ein überströmendes Gefühl von Haß. Es ist, als wäre dieser Typ im grauen Anzug, der mir da folgt, stellvertretend für all den Schrott, den ich im Laufe meiner siebzehn Jahre erlebt habe, eine Verkörperung dessen, was ich an dieser Welt ausmerzen möchte …

Aus einem Seitenweg taucht ein Radfahrer auf. Er ist noch ein Stück entfernt, nähert sich aber rasch. Auch die Gestalt auf dem Hauptweg wird größer. Es ist ein Mann, und er kommt ebenfalls auf die Brücke zu, die über den Bach führt.

Die Schritte hinter mir werden langsamer und zögernder. Und in dem Maß, in dem ich spüre, wie mein Verfolger unsicherer wird und Angst bekommt, kehrt mein Mut zurück. Ich bleibe stehen und drehe mich um.

Auch er hält inne. Sein Gesicht mit den etwas feisten Backen und den runden, knopfähnlichen Augen unter dünnen Brauen trägt einen gehetzten Ausdruck. Er ist ziemlich rot und irgendwie atemlos und sieht genauso aus, wie ich mir ein Muttersöhnchen vorstelle.

„Was wollen Sie von mir?“ sage ich und bin selbst erstaunt, wie fest meine Stimme klingt. „Hauen Sie bloß ab, sonst rufe ich die Polizei!“

Das kann ich gar nicht, denn es ist weit und breit keine Notrufsäule da. Doch das Wort Polizei ist für Leute wie ihn bestimmt genauso schlimm wie Knoblauch für einen Vampir; und der Radfahrer kommt immer näher. Er öffnet den Mund; ich höre einen erstickten Laut.

Dann dreht er sich um und rennt davon.

Meine Wut ist jetzt ebenso verflogen wie meine Panik. Ich bin nur geschafft, und meine Knie sind weich und wacklig wie Götterspeise. Ich gehe zum Hauptweg und tapere dann immer hinter dem Spaziergänger her, obwohl er in nördliche Richtung wandert, und ich müßte eigentlich nach Süden. Doch egal, Hauptsache, ich brauche nicht allein durch den Park zu gehen, falls das Muttersöhnchen noch irgendwo auf mich lauert.

Ich muß durch die halbe Stadt fahren, um nach Hause zu kommen. Erst mit dem Bus, dann ein paar Stationen mit der S-Bahn, dann mit der U-Bahn. Dabei habe ich Zeit zum Nachdenken. Weshalb hatte ich eigentlich vorher im Park solche Angst, wenn mir mein Leben doch nichts mehr bedeutet? Warum wollte ich um jeden Preis entkommen?

Ich glaube, ich weiß es. Es geht wieder einmal um die freie Entscheidung. Ich will selbst bestimmen, ob ich lebe oder sterbe, wann und wie ich mein Leben beende, falls ich es tue. Und ich will nicht, daß mir jemand Gewalt antut. Das will wohl kein normaler Mensch, ganz gleich, ob er lebensmüde ist oder nicht.

Immerhin frage ich mich, warum ausgerechnet mir so etwas passieren muß. Vielleicht ist es ja Zufall, vielleicht aber auch nicht. Warum kann es mir nicht wenigstens einmal einen Nachmittag lang gutgehen?

Sylvie, die es mit der Esoterik hält und die an Wiedergeburt und Karma glaubt, würde jetzt wohl sagen, daß ich vielleicht irgendeine Schuld aus einem früheren Leben abzutragen habe. Für mich ist das Schwachsinn. Wir leben nur einmal auf dieser Erde, und das ist auch genug. Eigentlich sollten wir dabei ja alle die gleichen Chancen haben, glücklich zu sein, aber so fair geht es nun mal nicht zu, damit muß man sich abfinden. Die einen haben von Geburt an gute Karten, die anderen weniger gute. Ich bin wohl eher einer von den Losertypen. Vielleicht habe ich mich damit schon abgefunden. Jedenfalls erscheint es mir unabänderlich, nichts, wogegen ich ankämpfen könnte.

Doch als ich aus der U-Bahn steige, fällt mir ein, daß es zwei Möglichkeiten gibt, diesen Nachmittag zu betrachten. Irgendwie hatte ich ja auch Glück, daß der Radfahrer gerade zum richtigen Zeitpunkt kam. Mir ist nichts passiert. Es hätte auch ganz anders kommen können. Also bin ich vielleicht doch kein derart hoffnungsloser Pechvogel, wie ich geglaubt habe.

20

Ich habe überlegt, ob ich die Polizei anrufen und den Makker beschreiben soll, der mir im Park nachgeschlichen ist. Vielleicht hat er schon andere Frauen belästigt, oder ich kann durch meine Angaben verhindern, daß er demnächst wirklich einmal ein Mädchen oder eine Frau überfällt.

Als ich in unsere Wohnung komme, vergesse ich es wieder. Mama liegt auf der Türschwelle des Schlafzimmers, mit geschlossenen Augen und kalkweißem Gesicht.

Zuerst denke ich, sie wäre tot. Ich knie neben ihr und fühle sekundenlang gar nichts. Es ist, als wäre alles in mir leer und dunkel wie ein ausgeschöpfter Brunnenschacht, und mein Kopf denkt immer dasselbe: Ich kann nicht mehr. Ich mag nicht mehr. Laßt mich endlich in Ruhe …

Ihre Augenlider flattern. Sie ist also doch nicht tot. Aus ihrem Mundwinkel rinnt ein dünner Speichelfaden. Sie riecht durchdringend nach Alkohol.

Ich fasse sie unter den Schultern, versuche, sie aufzurichten, aber sie ist in ihrer Bewußtlosigkeit schwer wie Blei und kommt auch nicht zu sich, als ich sie schüttle.

Ich mag sie da nicht liegen lassen. Rasch gehe ich ins Schlafzimmer, nehme sie an den Oberarmen und ziehe sie auf den Teppich. Sie murmelt etwas Unverständliches, während ich ihr ein Kissen unter den Kopf schiebe und mich frage, was ich tun soll, damit sie nicht erstickt, falls sie auch diesmal wieder erbricht.

Eine Zeitlang kauere ich neben ihr. Sie sieht schlimm

aus, total verquollen und verändert. Ich versuche unter den aufgedunsenen Zügen ihr Gesicht wiederzuerkennen, wie es früher war, straff und schmal und klar, doch es geht nicht. Es ist, als wäre sie eine andere Frau.

In dieser kurzen Zeitspanne fälle ich eine Entscheidung. Ich weiß jetzt, Vater und Angie haben recht, ganz gleich, was auch ihre Beweggründe sein mögen. Mama braucht Hilfe von Leuten, die etwas von Suchtkrankheiten verstehen. Ich kann nichts mehr für sie tun. Vielleicht will ich auch gar nicht mehr.

Ich gehe in den Flur und suche im Telefonbuch nach der Nummer von Dr. Klein. Kleins gibt es jede Menge. Dumm, daß Mama ihren Krankenschein nicht abgegeben hat, aber das dürfte einen Arzt nicht davon abhalten, zu einem Notfall zu kommen. Ein Notfall – ist es das überhaupt? Ist jemand, der nach übermäßigem Alkoholgenuß das Bewußtsein verloren hat, ein Notfall?

Eine Sprechstundenhilfe nimmt ab. Ich bitte sie, Dr. Klein zu uns zu schicken. „Er muß meine Mutter in eine Klinik einweisen", sage ich. „Sie braucht eine Entziehungskur."

Sie erklärt, daß Dr. Klein grundsätzlich keine Hausbesuche macht. „Außerdem", sagt sie, „scheint Ihre Mutter keinen Wert mehr auf Dr. Kleins ärztlichen Beistand zu legen. Sie nimmt unsere Termine nicht wahr."

Das klingt vornehm, doch was ich heraushöre, ist, daß es sie einen Dreck interessiert, ob Mama sich zu Tode säuft oder nicht. Immerhin rät sie mir, unseren Hausarzt anzurufen und Mama inzwischen in „stabile Seitenlage" zu bringen, damit sie nicht an ihrer eigenen Zunge erstickt.

Es ist nur so, daß wir keinen Hausarzt mehr haben. Als Angie und ich noch Kinder waren, hatten wir einen sehr netten alten Arzt, der uns von Mumps und Masern und Keuchhusten kurierte, doch er ist vor ein paar Jahren gestorben. Seitdem war keiner von uns richtig krank.

„Dann rufen Sie eben die Ambulanz an", sagt die Sprechstundenhilfe. Es klingt schon ziemlich genervt.

„Tut mir leid, daß ich Sie belästigt habe", sage ich noch, ehe ich auflege.

Eine Weile stehe ich im Flur, starre aufs Telefon und möchte mich am liebsten auf den Boden setzen wie ein Kind und heulen oder schreien. Ich fühle mich total hilflos und verlassen. Jetzt sollte ich nach Mama sehen, sollte den Notarzt rufen. Und wenn er kommt, was sage ich ihm?

Nein, ich mag nicht immer mit allem allein sein. Ich nehme den Hörer wieder ab und wähle die Nummer vom Büro meines Vaters. Wahrscheinlich ist er unterwegs – das ist er ja meistens, besonders dann, wenn man ihn braucht.

Doch er ist da. Er meldet sich mit seiner munteren „Mir-geht-es-bestens-was-kann-ich-Schönes-für-Sie-tun?"-Stimme. Ich bin so überrascht, daß ich erst mal kein Wort herausbringe.

„Hallo?" sagt er.

„Ich bin's, Dagny. Kannst du nach Hause kommen? Es ist wegen Mama ..."

Ich merke, daß er erschrickt. Mein Vater hat gewaltige Angst vor Unannehmlichkeiten. Für ihn ist es das Schlimmste, wenn Sachen passieren, die sein mühsam aufgebautes Bild von einer heilen, angenehmen Welt erschüttern.

„Was ist los?" fragt er. „Ich bin sehr beschäftigt. Hat das nicht Zeit bis heute abend?"

„Nein", sage ich.

„Was ist los?" wiederholt er. „Sie hat doch nicht ...?"

5 10282-6

Er spricht es nicht aus, aber ich weiß, was er meint. „Nein, hat sie nicht Aber ich muß die Ambulanz anrufen. Sie ist bewußtlos. Sie muß in eine Klinik. Und ich möchte, daß du da bist. Ich schaff' das nämlich nicht mehr allein."

Sekundenlang herrscht Schweigen in der Leitung. Ich könnte schwören, daß er krampfhaft nach Ausflüchten sucht, doch dann sagt er nur: „In einer Viertelstunde bin ich da."

Obwohl ich längst kein Vertrauen mehr in meinen Vater habe, obwohl ich enttäuscht von ihm bin und ihn manchmal sogar verachte, erleichtert es mich, daß er kommt. Alles ist besser, als jetzt allein zu sein.

Während ich nach der Nummer der Ambulanz suche, steigt eine Erinnerung in mir auf – unerklärlich, ungerufen, aber sie ist da: Ich sehe mich selbst als Knirps von fünf Jahren mit Fieber im Bett liegen; alles um mich her ist heiß wie das Fegefeuer, und mein Vater sitzt auf der Bettkante und drückt mir zur Kühlung einen nassen Waschlappen auf die Stirn.

Ganz deutlich sehe ich einen Herzschlag lang sein Gesicht, wie es damals war, so, als hätte mir jemand eine Fotografie von ihm gezeigt. Es gab eine Zeit, da liebte ich meinen Vater und hielt ihn für stark und klug. Das ist lange her. Jetzt denke ich, daß keiner nur gut oder schlecht ist, daß aber sehr viele Menschen schwach sind und daß Schwäche ein Wesenszug ist, den man bei den eigenen Eltern schwerer akzeptieren kann als bei jedem andern.

Später, als ich allein bin, liege ich auf meinem Bett und versuche alles auf die Reihe zu kriegen. Irgendwie bin ich froh, daß sie Mama nicht gegen ihren Willen in der Klinik behalten können. Auch, wenn es alles einfacher machen würde. Mein Vater und Angie haben sich also doch getäuscht.

Im Grunde glaube ich auch nicht daran, daß eine Therapie, zu der man einen Menschen zwingt, irgend etwas bringen würde. Wenn Mama nicht selbst von ihrer Alkoholsucht loskommen will, nützen wohl auch die besten Therapeuten nichts, und keine noch so ausgeklügelte Therapie dieser Welt könnte ihr den Griff zur Flasche austreiben.

Der Arzt von der Ambulanz war noch jung und wirkte gestreßt.

„Ja, wir nehmen sie mit", hat er zu meinem Vater und mir gesagt. „Aber nur für ein paar Tage, so lange, bis sie wieder ganz ausgenüchtert ist. Gegen ihren Willen kann man sie in der Klinik nicht festhalten."

„Aber es muß doch etwas passieren!" erwiderte mein Vater. „Man kann sie nicht mehr sich selbst überlassen. Sie sehen ja, in welchem Zustand sie ist! Sie richtet sich zugrunde. Sobald sie wieder zu Hause ist, geht diese Trinkerei von vorn los. Es wird wieder und wieder passieren, so lange, bis ..."

Der junge Arzt sah nicht ihn an, sondern mich. „Ich weiß", sagte er müde. „Aber man müßte sich vielleicht auch mal um die Ursachen kümmern. Menschen trinken ja nicht umsonst. Übrigens glaube ich nicht, daß die Patientin nur vom Alkohol bewußtlos ist. Ich vermute, daß sie auch noch ein Medikament genommen hat, ein Beruhigungs- oder Aufputschmittel. Das verstärkt die Wirkung des Alkohols."

Mein Vater zuckte mit den Schultern. „Ich kann nichts mehr tun", antwortete er, so, als hätte er schon alles versucht. „Sie redet nicht mehr mit mir. Mit keinem von uns redet sie mehr. Es muß doch eine Möglichkeit geben, sie zur Vernunft zu bringen!"

„In der Klinik wird man natürlich mit Ihrer Frau sprechen, sobald sie wieder aufnahmefähig ist, und ihr zu einer Entziehungskur raten. Vielleicht sieht sie es ein. Außenstehende können manchmal mehr erreichen als Familienmitglieder oder Freunde, weil sie neutral sind. Bei ihnen müssen sich die Suchtkranken nicht verstellen; ihnen brauchen sie nichts vorzuspielen."

Ich stand dabei und sagte nichts. Ich sah zu, wie Mama auf eine Trage gehoben und aus der Wohnung gebracht wurde. Mein Vater ging hinterdrein, und ich blieb zurück.

Ich kann nur hoffen, daß Mama einsehen wird, wie wichtig der Entzug für sie ist. Es ist eine Chance, vielleicht ihre letzte. Ich wünsche ihr, daß sie vom Alkohol wegkommt und sich von meinem Vater trennt, daß sie wieder arbeitet, einen neuen Sinn im Leben findet, vielleicht auch einen neuen Partner, jemanden, der besser zu ihr paßt und der sie liebt und achtet.

Ja, ihr Schicksal läßt mich nicht kalt. Ich möchte, daß sie es schafft. Aber ich weiß auch, daß ich nichts mehr für sie tun kann, ganz einfach, weil ich nicht einmal mehr die Energie habe, etwas für mich selbst zu tun. Ich mag nicht länger kämpfen, weder für mich noch für andere. Warum auch, wenn sich sowieso alles sinnlos anfühlt? Wenn alles, was ich bisher versucht habe, nichts gebracht hat?

Die Abenddämmerung wird zur Dunkelheit. Ich stehe nicht auf, um etwas zu essen, liege nur da, höre, wie in den Nachbarwohnungen die Rolläden heruntergelassen werden, höre Stimmengemurmel und Musik und Gelächter aus Fernsehern und Stereoanlagen, Verkehrslärm, Funkstreifensirenen. Einmal klingelt das Telefon, aber ich gehe nicht hin.

Der Mond scheint durchs Fenster. Ich starre auf Angies leeres Bett. Nach ihrem Auszug hat es mich beunruhigt, so allein mit Mama zurückzubleiben, doch jetzt ist es mir gleichgültig. Angies Gegenwart würde nichts ändern, sie hat nie etwas geändert. Ich war mit ihr genauso allein wie ich es ohne sie bin. Ähnlich ist es mit meinen Eltern. Wir haben alle nebeneinander her gelebt, ohne uns wirklich zu berühren, wie Gestirne, die Lichtjahre voneinander entfernt sind.

Mitternacht ist schon vorbei, als ich die Lampe anknipse. Großmutters Spielkästchen liegt in meiner Truhe unter dem Fenster; zwischen alten Schulbüchern, Schlittschuhen und zerdrückten Faschingsklamotten. Die Tabletten sind noch da. Ich halte die silbrigen Heftchen in der Hand und überlege, wie ich Mamas Pillen einnehmen könnte. Es sind immerhin über hundert Stück, aber sie sind sehr klein und mit einer glatten Schicht überzogen, so daß sie wohl keinen Geschmack haben, anders als diese Rieseneumel, die sich schon im Mund aufzulösen beginnen und höllisch bitter schmecken.

In einem Fachbuch in der Stadtbücherei habe ich nachgelesen, daß Beruhigungsmittel auf den Blutkreislauf wirken. Sie verlangsamen die Herztätigkeit. Allerdings stand da nicht, was passiert, wenn man einen ganzen Packen davon schluckt. Aber man kann sich ausrechnen, daß die Herztätigkeit immer schwächer wird, je mehr Tabletten man einnimmt, und daß das Herz schließlich ganz zu schlagen aufhört. Das spürt man aber sicher nicht mehr, weil man längst schläft.

All diese Gedanken gehen mir ganz kühl und sachlich durch den Kopf. Angst habe ich nicht; ich bin nicht einmal aufgeregt. Das einzige, was mich beunruhigt, ist die Möglichkeit, daß sie mich zu früh finden und mir den Magen auspumpen könnten. Womöglich lande ich dann noch in der Psychiatrie oder im Rollstuhl.

Mir ist klar, daß so ein Vorhaben gut geplant werden muß. Dazu gehört, daß man sich zum Sterben einen Ort aussucht, an dem man mindestens vierundzwanzig Stunden nicht gestört wird. Und ich bin nicht sicher, ob mein Vater nicht morgen früh oder irgendwann tagsüber plötzlich hier in der Wohnung auftaucht, um etwas zu holen oder um mir wegen Mama Bescheid zu sagen, wenn er mich telefonisch nicht erreicht. Wer weiß, vielleicht lassen sie Mama auch morgen schon wieder nach Hause gehen. Sie soll mich nicht finden.

Eigentlich mag ich auch nicht hier sterben, in dieser Wohnung. Lieber würde ich mit der Bahn aufs Land fahren und mir einen geschützten, verborgenen Ort suchen, wo ich in Ruhe einschlafen kann.

Da gibt es auch noch die Frage, ob ich meinen Eltern einen Abschiedsbrief hinterlassen soll, wenn es soweit ist. Nur – was sollte ich ihnen schreiben? *Verzeiht mir* oder *Es tut mir leid*?

Das wäre Heuchelei, denn es tut mir nicht leid, und es ist mir auch egal, ob sie mir etwas nachtragen. Und ihnen zu erklären, warum ich nicht weiterleben will, erscheint mir total sinnlos. Wie sollten sie jetzt plötzlich verstehen, was sie all die Jahre nicht verstanden haben?

Ich glaube sowieso nicht, daß es ihnen viel ausmachen wird, wenn ich nicht mehr da bin. Mama wird wohl nur noch mehr trinken, bis sie nichts mehr denken und fühlen muß. Und mein Vater – ja, der verdrängt sicher alles auf seine gewohnte Art und sagt, daß ich ja immer seltsam war, nicht wie andere, normale junge Leute. Außerdem hat er genug damit zu tun, sein Leben neu zu organisieren.

Was Angie angeht, so gab es zwischen uns ja nie so etwas wie „Geschwisterliebe". Sie weint mir bestimmt keine Träne nach.

Vielleicht schreibe ich an Sylvie. Von ihr möchte ich mich verabschieden und versuchen, ihr alles zu erklären.

Eines weiß ich genau: Wenn Großmutter noch leben würde, könnte ich so etwas niemals tun.

Schließlich lege ich die Tabletten wieder in das Kästchen zurück. Vielleicht fahre ich ans Meer und mache es dort. Das Meer würde ich gern noch einmal sehen. Ich möchte den Wind spüren und barfuß im Sand gehen und meine Knöchel vom Wasser umspülen lassen. Es müßte auch schön sein, noch eine Nacht in einem von diesen niedrigen, reetgedeckten Inselhäusern zu schlafen, die mir in Dänemark immer so gefallen haben.

Denn so verrückt es vielleicht auch klingt: Ich mag nicht so mies und freudlos sterben, wie ich die letzten Jahre gelebt habe.

21

Mama soll eine Woche in der Klinik bleiben. Es heißt, sie hätte ein Kreislaufproblem, das untersucht und behandelt werden muß. Zu einer Entziehungskur ist sie nicht bereit. Aber vielleicht hoffen die Ärzte, sie noch umstimmen zu können, wenn sie länger bleibt.

Das alles weiß ich von meinem Vater. Ich gehe nicht in die Klinik, um Mama zu besuchen. Vielleicht sollte ich es ja tun, vielleicht wartet sie darauf, aber in mir sträubt sich alles dagegen. Ich müßte mich richtig zwingen hinzugehen. Und was würde das bringen?

Ich kann mich auch nicht aufraffen, wieder in die Schule zu gehen. Frau Bauer vom Sekretariat ruft an und fragt, was mit mir los wäre. Ich behaupte, ich wäre krank.

„Brechdurchfall", sage ich.

„Sie wissen ja, daß wir ein Attest vom Arzt brauchen, wenn Sie dem Unterricht länger als drei Tage fernbleiben."

Natürlich habe ich kein Attest, und es ist mir auch egal. Falls ich da überhaupt je wieder auftauche, kann ich ja behaupten, ich hätte das Attest losgeschickt. Dann ist es eben auf dem Postweg verlorengegangen. Ich lasse mich nicht mehr unter Druck setzen. Schon gar nicht wegen irgend so einem Wisch aus Papier mit wichtigtuerischen Stempeln und Krakeln darauf.

Ich verbringe viele Stunden im Bett. Manchmal höre ich Musik. Einmal gehe ich auch in den Park, aber nicht mehr zu der Stelle am Bach unter der Weide. Und seit dem Anruf von der Schule nehme ich auch das Telefon nicht mehr ab. Sie sollen mich bloß alle in Ruhe lassen.

Im Schreibwarenladen an der Ecke kaufe ich ein Taschenbuch. Es heißt *Mit der S-Bahn wandern* und enthält eine Karte über die Umgebung unserer Stadt. Wir haben einen Forst und ein paar kleinere Seen, die man von den S-Bahn-Stationen aus zu Fuß erreichen kann.

Ich erinnere mich an ein Wäldchen in einem Tal, wo wir öfter mit Großmutter beim Pilzesammeln waren. Auch einen Bach und einen Waldweiher gab es da. Es war ein schöner Platz, doch ich glaube nicht, daß ich ihn nach all den Jahren wiederfinden würde.

Donnerstag bin ich auf dem Bahnhof und sehe nach, wann die Züge nach Westerland fahren. Ich wäre einen ganzen Tag unterwegs und müßte zweimal umsteigen. Meinem Vater könnte ich sagen, daß ich Sylvie besuche. Es wäre immerhin möglich, daß es ihm auffällt, wenn ich plötzlich verschwunden bin, und daß er die Polizei informiert. Obwohl das eher unwahrscheinlich ist, denn er taucht oft tagelang nicht in unserer Wohnung auf.

Ein paar Junkies und Fixer, kaum dem Kindergarten entwachsen, hängen in den Ecken der Bahnhofshalle herum. Bingo sehe ich nicht. Er ist bestimmt längst nicht mehr in unserer Stadt. Als ich in die U-Bahn steige, steht ausgerechnet Lisa im Mittelgang. Am liebsten würde ich sofort wieder aussteigen, doch es ist schon zu spät. Die Türen schließen sich, und sie hat mich gesehen.

„Dagny!“ sagt sie. „Ich denke, du bist krank.“

„Wie man's nimmt“, murmle ich.

„Ich hab' versucht, dich anzurufen. Gestern. Aber es ist keiner drangegangen.“

Ich sage nichts. Mir ist nicht nach Reden zumute. Ich überlege, ob ich an der nächsten Station wieder aussteigen soll. Ich könnte ja sagen, ich müßte zum Arzt. Doch ehe ich dazu komme, legt Lisa ihre Patschhand auf meine und fragt: „Du, was ist los? Irgendwas stimmt doch nicht mit dir, du siehst so komisch aus. Ist was passiert?"

Es sind weniger ihre Worte als die Geste, die mich wehrlos macht. Die Berührung ist so unerwartet. Ich merke, wie es heiß hinter meinen Lidern aufsteigt. Das kann doch nicht sein, denke ich, ausgerechnet Lisa, und dann hier in der U-Bahn, mitten unter den Leuten …

Ich schaue auf den Boden und beiße die Zähne zusammen. Noch immer liegt Lisas Hand auf meiner. Sie ist warm und ein bißchen feucht. Eigentlich mag ich keine feuchten Hände.

Ich versuche mich auf den Gedanken zu konzentrieren, daß mir feuchte Hände zuwider sind, daß Lisa ihre Hand wegnehmen soll, daß ich in Ruhe gelassen werden will; aber es funktioniert nicht. Immerhin schaffe ich es, die Tränen zurückzudrängen.

„Dagny!" höre ich sie sagen. „Komm, laß uns aussteigen. Ich weiß hier in der Nähe einen Teeladen, wo man im Freien sitzen kann."

Schon hat sie mich am Handgelenk gepackt, zieht mich zur Tür, die U-Bahn hält, die Türen werden geöffnet, und sie dirigiert mich durch die Menschenmenge zur Rolltreppe.

Es tut gut, wieder über der Erde zu sein. Hier kann ich freier atmen. Lisa hakt sich bei mir unter. „Komm", sagt sie wieder. „Die haben wunderbaren selbstgebackenen Schneckenkuchen." Klar, daß sie wieder ans Essen denkt.

„Und friesischen Tee und frische Sahne und Kluntjes …"

Ich denke, daß ich nur rasch eine Tasse Tee mit ihr trinke und dann verschwinde, denn ich möchte Lisa nicht vor den Kopf stoßen. Sie ist gutmütig und hilfsbereit, im Grunde die einzige, die es fertigbringt, auch mal an andere zu denken statt immer nur an sich selbst. Vielleicht bin ich ja genauso auf dem Egotrip wie alle anderen. Lisa ist nicht so, auch wenn sie aussieht wie eine, die nicht über ihren Futtertrog hinausschauen kann.

Der *Friesische Teekessel*, eine Mischung aus Kneipe und Laden, ist nur durch eine schmale Einbahnstraße von einer Grünfläche getrennt, wo Kinder spielen, alte Leute auf Bänken sitzen und Hunde herumtoben. Es gibt noch drei oder vier Bäume, die ihren Schatten über die Tische und Stühle vor dem Teeladen werfen. Wir setzen uns und bestellen eine Kanne Ostfriesenmischung, und Lisa verlangt Schneckenkuchen.

„Friesland ist schön", schwärmt sie. „Ich war da mal im Sommer vor zwei Jahren."

Ich denke an Sylt. Ist Sylt eine friesische Insel? Ich weiß es nicht einmal genau.

Lisa blubbert und blubbert. Peinliche Gesprächspausen braucht man bei ihr nicht zu befürchten. Sie löchert mich so lange, bis ich von dem Schneckenkuchen probiere, obwohl ich eigentlich nichts essen mag.

Der Kuchen schmeckt wirklich prima. So etwas Gutes habe ich lange nicht mehr gegessen. Er ist ganz frisch und noch warm und duftet nach Zimt und Rum.

„Phantastisch, was?" sagt Lisa genießerisch. „Weißt du, wenn ich nicht so viel Spaß am Essen hätte, wäre das Leben ziemlich öde für mich." Sie gießt mir eine zweite Tasse Tee ein. „Und jetzt sag, was mit dir los ist. Du brauchst keine Angst zu haben, daß ich es weitertratsche. Echt nicht. Hast du Liebeskummer?"

Liebeskummer? Ich denke an Bingo, an Kit. Nein, nicht einmal so weit habe ich es gebracht. Ich schüttle den Kopf. „So einfach gestrickt ist das nicht."

„Einfach?" wiederholt sie. „Du, sag das nicht! Liebeskummer kann verdammt weh tun. Ich hab das schon mal erlebt. Es gibt jede Menge Leute, die sich aus Liebeskummer umbringen. Ungefähr die Hälfte von allen Selbstmördern, schätze ich."

Ist es Zufall, daß sie so rasch auf dieses Thema kommt? Wieder denke ich, daß Lisa mehr sieht, als man ihr zutrauen würde.

„Zumindest ist es was Konkretes", wende ich ein. „Man weiß, warum man unglücklich ist und nicht mehr leben mag."

„Aha, und du denkst, das macht es leichter?"

Jetzt überfällt mich von neuem dieses Gefühl von Sinnlosigkeit. Wieso sitze ich hier mit Lisa, trinke Tee und führe theoretische Diskussionen über Sachen, die mich nicht betreffen und auch nicht interessieren?

Ich greife in meinen Jutesack und ziehe die Geldbörse heraus. Dabei sehe ich mich nach der Bedienung um.

„Du willst doch nicht schon gehen?" fragt Lisa. „Hab' ich dich irgendwie verletzt? Wenn ja, sei nicht böse, ich bin manchmal ein echtes Trampeltier."

Ein ängstlicher Ausdruck ist auf ihrem Gesicht. „Nein", sage ich. „Du bist kein Trampeltier. Im Gegenteil. Im Grunde bist du als einzige von allen, die ich kenne, nicht auf dem Egotrip."

Lisas Augen leuchten auf. Wahrscheinlich kommt es selten vor, daß ihr jemand etwas Positives sagt. Irgendwie rührt es mich zu sehen, wie sie da sitzt, dankbar und überrascht wie ein Kind unter dem Weihnachtsbaum.

„Echt?“ sagt sie. „Findest du?“

„Klar, sonst würde ich's nicht sagen.“ Die Bedienung taucht im Türrahmen auf, und ich winke ihr. „Ich muß jetzt los, Lisa.“

Ich zahle für den Tee und den Kuchen, obwohl Lisa protestiert.

Als wir wieder allein sind, trinke ich noch meine Tasse leer, und Lisa fragt erneut: „Willst du wirklich schon abhauen? Du hast mir nichts von dir erzählt. Dir geht's doch dreckig, mir kannst du nichts vormachen! Ist es wegen der Penne? Weil du nicht versetzt wirst? Das nimmst du doch nicht so tragisch, oder?“

„Es hat mir schon mal was ausgemacht. Inzwischen läßt es mich aber total kalt“, erwidere ich, und das ist die Wahrheit.

Lisa kratzt die restliche Sahne aus dem Töpfchen und leckt den Löffel ab. Dabei läßt sie mich nicht aus den Augen. Sie hat Sahne auf der Oberlippe. „Du willst das Jahr aber schon wiederholen?“ fragt sie.

Was soll ich antworten? „Vielleicht. Keine Ahnung.“

„Und wenn nicht, was machst du dann?“

Ich zucke mit den Schultern. „Nichts.“

Das hätte ich nicht sagen sollen, es macht sie nur noch mißtrauischer. „Nichts?“ wiederholt sie.

Ich stehe auf, und Lisa rafft hastig ihren Rucksack an sich und folgt mir. „Du, ich komme mit, ich begleite dich ein Stück, wenn's dir recht ist.“

Es ist mir nicht recht, aber ich bin still. Wir gehen über die Grünfläche. Unter einem Busch gräbt ein Hund, der mich an Terry erinnert. Ich bleibe stehen und sehe ihm zu.

„Magst du Hunde?“ fragt Lisa.

Ich nicke. „Ich auch“, sagt sie. „Aber eigentlich sind mir Katzen lieber. Ich hätte längst eine, wenn meine Mutter und mein Bruder nicht dagegen wären. Sobald ich eine eigene Wohnung habe, hole ich mir eine Katze aus dem Tierheim.“

Ich gehe in die Knie und locke den Terrier mit dem graubraunen Fell. Er kommt zu mir und wackelt heftig mit dem Stummelschwanz. Da strecke ich die Hand aus, warte, bis er mich eingehend beschnuppert hat, und streichle ihn dann. Sein weiches und zugleich ein bißchen borstiges Fell unter meiner Hand weckt eine Fülle von Erinnerungen in mir.

Zum zweitenmal an diesem Tag merke ich, wie mir die Tränen kommen. Jetzt lassen sie sich nicht mehr aufhalten. Ich senke den Kopf. Seltsam, plötzlich macht es mir nichts mehr aus, daß Lisa mich weinen sieht.

Sie kauert sich neben mich und legt den Arm um meine Schultern. Der Terrier springt um uns herum und läuft dann weg. Ich wünschte, ich wäre irgendwo allein, könnte mich hinlegen, das Gesicht ins Gras pressen und ungehemmt weinen und schluchzen, alles aus mir herausheulen, was sich über Jahre angestaut hat; doch vielleicht ginge es dann nicht, vielleicht brauche ich jemanden wie Lisa dazu? Ich war in den letzten Tagen so viel allein und habe nicht eine einzige Träne vergossen. Jetzt macht Lisa eine Bewegung; sie kniet sich vor mich hin, als wollte sie mich vor fremden Blicken schützen. Sie legt beide Arme um meinen Nacken und wiegt mich leicht hin und her. Ihre Schulter ist rund

und weich an meinem Gesicht. Sie riecht ein wenig nach Schweiß.

„Wein nur“, flüstert sie. „Das tut dir gut.“

Ich habe Angst, daß ich nicht mehr aufhören kann, daß ich die Kontrolle über mich verliere. Die Schluchzer kommen tief aus meinem Innern, steigen aus meinem Bauch auf, wollen sich Luft machen. Ich muß höllisch aufpassen, daß sie nicht zu laut werden.

„Ist ja schon gut“, sagt Lisa wie eine Mutter, die ihr Kind beruhigt, und streichelt meinen Rücken. „Laß es nur heraus. Ist ja schon gut …“

Dann sitzen wir nebeneinander im Gras. Ich verstecke mein verheultes Gesicht hinter den Händen, höre, daß Leute vorbeigehen. Kinder lachen, ein Auto hupt. Lisa schiebt mir ein Taschentuch zwischen die Finger.

„Da“, sagt sie. „Und jetzt erzähl, was los ist.“

Ich schnaube und pruste in Lisas Taschentuch. In mir ist alles aufgebrochen wie Ackerboden im Frühling. Was gibt es da zu erzählen? Jede Menge – und doch auch nichts.

„Ich mag nicht mehr“, sage ich hinter dem nassen, zerknüllten Taschentuch hervor. „Alles ist so beschissen. Ich mag nicht mehr.“

Es ist, als gäbe es keine anderen Worte für meinen Zustand. Wie soll ich beschreiben, wie mir zumute ist, den ewigen Frust, diese endlose Aneinanderreihung von Mißerfolgen, den Mangel an Geborgenheit, das miese Gefühl, daß ich keinem etwas bedeute und daß es sinnlos ist, mich immer wieder durchzubeißen, Tag für Tag, Woche für Woche?

„Es hat doch alles keinen Sinn.“

Lisa, die sonst so gern und so viel redet, sagt nichts. Sie

wartet. Vielleicht denkt sie, sie müßte mir nur Zeit lassen, und dann würde ich mit einer fertigen Story aufwarten – lauter handfeste Fakten und Probleme, die alles erklären und sich in den Griff kriegen lassen, die man mit Kopfarbeit und positivem Denken lösen kann.

Als nichts von mir kommt, keine Erklärung, keine Einzelheiten, nichts, woran man sich halten könnte, sagt sie: „Es gibt nicht nur die eine Seite, Dagny. Nicht nur die dunkle, beschissene. Manchmal steckt man bis zur Halskrause im Schrott, man sieht nicht mehr drüber weg und denkt, es gäbe nichts anderes und es würde ewig so weiterlaufen. Aber es hängt im Leben nicht immer nur nach einer Seite, sagt meine Mutter. Es kommt auch wieder anders. Glaub mir, es läuft nicht ewig nur so mies, man kommt auch mal wieder heraus aus den Löchern. Hab Vertrauen – in das Schicksal oder ins Leben, ganz gleich, wie man's auch nennen mag. Alles ändert sich. Ständig."

Lisa redet wie eine Briefkastentussi in einer Frauenzeitschrift. Aber sie meint es gut. Und vielleicht hat sie sogar recht. Großmutter hätte wohl etwas Ähnliches gesagt. Der Spruch *Es hängt nicht immer nur nach einer Seite* könnte jedenfalls von ihr sein.

Mit erstickter Stimme murmle ich: „Kannst du mir mal verraten, woher ich das Vertrauen nehmen soll?"

„Ja, du, das ist schwierig. Vielleicht aus der Erfahrung. Jeder von uns macht doch die Erfahrung, daß eine schlimme Zeit nicht ewig dauert, daß irgendwann auch wieder eine bessere folgt. Wenn's mir dreckig geht, wenn ich ganz unten bin, sag ich mir das immer vor: Es ändert sich. *Nichts bleibt, wie es war*, heißt es doch auch in dem Lied von Hannes Wader."

Ich denke, daß die miesen Zeiten bei mir ganz schön dauerhaft sind und daß da wenig von Veränderung zu spüren ist; wenn, dann immer nur zum Schlechten. Doch das stimmt nicht ganz.

Die Jahre mit Großmutter fallen mir ein, die Sommertage in ihrem Garten, die kleine Zinkbadewanne mit dem von der Sonne gewärmten Wasser, Terry, mit dem ich in der Erde wühlte; Saft und Kuchen auf dem Holztisch vor dem Haus, die frischen Radieschen, die Großmutter aus der Erde holte und unter dem Wasserhahn abspülte, die Art, wie sie bei der Gartenarbeit summte …

Doch das ist lange her und unwiederbringlich dahin. Ich kann einfach nicht glauben, daß es mir je im Leben wieder so gutgehen wird wie damals.

„Es gibt Glückspilze und Pechvögel“, sage ich. „Und ich bin mehr einer von den Losertypen. Das ist wahrscheinlich ein Naturgesetz.“

Lisa lacht leicht. „Komm, Dagny, mach jetzt bloß nicht einen auf Selbstmitleid!“

Selbstmitleid … Das trifft mich, vielleicht gerade deshalb, weil es wohl nicht so ganz verkehrt ist. „Hör auf, dir leid zu tun, das bringt doch nichts!“ sagt sie. „Tu was, wenn dir dein Leben stinkt, statt das Opferlamm zu spielen! Ich hab’ solche Phasen auch schon gehabt – buuuh, keiner liebt mich, das ganze Leben ist bescheuert, wozu mach’ ich das eigentlich alles, wann holt mich endlich einer raus aus dem Schlamassel?“

Meine Tränen versiegen. Ich merke, daß ich sauer werde. „Ja, reden kann man leicht“, erwidere ich. „Aber wenn du tausendmal versuchst, dich aufzurappeln, und immer wieder eins übergebraten kriegst, wenn du eigentlich nur noch überflüssig bist und alles immer bloß gnadenlos schiefläuft – dann magst du irgendwann auch nicht mehr weiter …"

Ich richte mich auf und fahre mir mit dem Handrücken über die Augen. Zum Glück sitzt nicht eine ganze Gemeinde von Frauen und Männern und Kindern um mich herum und beobachtet mich. Nur ein altes Paar hat sich auf einer Bank niedergelassen und unterhält sich, und der Sandkasten, in dem die Kinder spielen, ist ein Stück von uns entfernt.

Lisa kauert noch immer vor mir und hat ihre Hand auf mein Knie gelegt. Sie sieht mich ernsthaft, aber zugleich auch irgendwie streng an.

„Du bist nicht die einzige, der es so geht", sagt sie. „Das kannst du mir glauben. Aber ich hab' bei dir auch immer das Gefühl, daß du eigentlich keinen brauchst und lieber allein sein willst. Schon oft bin ich auf dich zugegangen, und du hast mich jedesmal abfahren lassen. Nicht verletzend, aber da kam immer ganz klar rüber: Laß mich bloß in Ruhe, bis hierher und nicht weiter!"

Damit hat sie recht. Natürlich kann ich ihr nicht sagen, daß das mit ihr persönlich zu tun hat, daß ich einfach keinen richtigen Draht zu ihr finde, weil ich ein anderes Bild von einer Freundin habe; ein Bild, das sie nicht erfüllt. Aber stimmt das? Warum kann ich Lisa nicht mögen, wie sie ist, ihre guten Seiten sehen, ihre Wärme annehmen?

Vielleicht bin ich einfach zu anspruchsvoll und verbaue mir damit selbst die Möglichkeit, das zu finden, wonach ich mich sehne – Freunde, mit denen ich lachen und weinen kann, zu denen ich gehen kann, wenn ich Probleme habe, und die zu mir kommen, wenn sie Hilfe brauchen.

Und ist Lisa nicht so jemand? Möglicherweise bin ich eine von denen, die das Geschenk vor ihrer Tür zurückweisen, weil sie finden, daß ihnen etwas Besseres zusteht? Darüber muß ich nachdenken.

„Du magst mich nicht, stimmt's?" sagt Lisa. „Du kannst es ruhig sagen, ich halt' das schon aus."

Ich schüttle den Kopf. „Nein, da liegst du falsch. Du bist mir lieber als alle andern auf unserer Penne."

Sie lächelt und erwidert: „Merci vielmals; aber von den anderen Typen ist ja sowieso keiner so richtig dein Fall."

„Keiner – bis auf Bingo."

„Ich weiß. Aber der ist nicht mehr da."

Fast gleichzeitig stehen wir auf. Beinahe vergesse ich meinen Jutesack mit der Geldbörse. Lisa nimmt ihn und drückt ihn mir in die Hand. Sie geht weiter mit mir durch die Straßen, und es macht mir nichts aus. Jetzt überlege ich nicht mehr, wie ich sie am schnellsten loswerden könnte.

„Hast du die Nummer noch?" fragt sie.

„Welche Nummer?" Da fällt es mir wieder ein. „Ja, schon."

„Aber du hast da noch nicht angerufen?"

„Hab' keinen Bock", sage ich. „Das bringt doch nichts. Wie sollen die mir helfen? Am Ende schwadronieren sie mir bloß irgendein religiöses Zeug in die Ohren."

„Da täuschst du dich." Lisa schüttelt den Kopf. „Die Leute sind ganz okay. Mich haben sie in ein Therapiezentrum geschickt. Das war vor ungefähr einem Jahr. Da hab' ich dann ein paar Monate lang bei einer Kriseninterventionsgruppe mitgemacht. Sie wollten, daß ich auch noch zu einer Selbsthilfegruppe für Leute mit Eßstörungen gehe, aber die Kurve hab' ich noch nicht gekriegt. Vielleicht mache ich das ja eines Tages noch. Schlecht wär's bestimmt nicht."

„Und?" frage ich. „Hat's was gebracht? Die Gruppe, meine ich?"

„Schon. Anfangs hat mir vor allem die Erfahrung geholfen, daß ich nicht die einzige auf der Welt bin, der es dreckig geht; daß auch andere sich herumquälen und sich für mies und wertlos halten. Ich hab' mich nicht mehr so allein gefühlt, verstehst du?"

„Hat dich das denn nicht noch mehr heruntergezogen?"

„Nein, weil man mit der Zeit merkt, daß es für die meisten Probleme irgendeine Lösung gibt. Und daß man nicht so ausgeliefert ist, wie man gedacht hat. Manchmal braucht man nur einen Anstoß von außen – irgendeine Hilfestellung, damit man's schafft, die Dinge mit anderen Augen anzusehen."

Plötzlich stehen wir vor der U-Bahn-Station Leipziger Platz. Manche der Vorübergehenden sehen mich forschend an. Wahrscheinlich wundern sie sich über mein verheultes Gesicht. Der Lärm auf den Straßen schwillt an. Es ist die Zeit des abendlichen Berufsverkehrs.

„Jetzt muß ich los", sage ich. „Ich fahre mit der U 1."

„Und ich mit der U 3, die hält auch hier." Wir gehen miteinander die Treppe hinunter und durch die Sperre. Lisa will wissen, ob ich morgen wieder in die Schule komme.

„Nein", sage ich.

„Überleg's dir, du. Im Moment ist es dir vielleicht egal, ob du mal einen Abschluß hast oder nicht. Aber es könnte dir eines Tages leid tun."

„Möglich ist alles."

„Ruf wenigstens beim Kummertelefon an. Oder paß auf, versuch's doch gleich beim *Anker*. Das ist das Therapiezentrum, in dem ich letztes Jahr die Gruppe gemacht habe. Die sind echt in Ordnung, sie helfen dir; darauf kannst du dich verlassen."

Wir stehen oben zwischen den Rolltreppen, die in die Tiefe führen; ihre links und meine rechts. Lisa zieht einen Filzschreiber aus der Tasche, sieht in ihrem Adreßbuch nach und kritzelt mir eine Nummer auf den Handrücken.

„Ruf an", sagt sie. „Versprich's."

„Heute nicht mehr", erwidere ich. „Morgen vielleicht."

Sie sieht mich eindringlich an. „He, schieb es nicht auf! Ruf heute noch an, ja? Such dir eine Telefonzelle, falls du zu Hause nicht ungestört telefonieren kannst."

Ich schüttle den Kopf. „Das ist nicht das Problem."

„Okay, dann versuch's doch! Die zwingen dich ja zu nichts, sie hören dir nur zu und bieten dir wahrscheinlich einen Termin für ein Einzelgespräch bei einem Therapeuten an. Dann ist es immer noch deine Entscheidung, was du damit anfängst. Du brauchst nicht hinzugehen, brauchst nicht mal deinen Namen zu nennen, wenn du nicht willst."

Ich schäme mich fast, weil es ihr so wichtig zu sein scheint, weil sie so viel Energie an mich verschwendet, obwohl ich mich nie um sie gekümmert habe. Vielleicht habe ich sogar auf sie herabgesehen, die pummelige, freßsüchtige Lisa. Und weil ich dieses schlechte Gewissen habe, verspreche ich, worum sie mich bittet. Doch wir haben uns kaum getrennt, da bereue ich dieses Versprechen schon wieder.

22

Eine Nacht wie diese möchte ich nie wieder erleben. Ich kann nicht schlafen und wandere durch die Wohnung. Zweimal hole ich Großmutters Kästchen heraus, öffne es und schließe es dann wieder.

Vor vierundzwanzig Stunden ging es mir noch besser. Da wußte ich wenigstens, was ich will. Es war mir nur noch nicht klar, wie alles ablaufen soll. Jetzt finde ich mich überhaupt nicht mehr zurecht.

Abends um acht habe ich noch die Nummer gewählt, die in blauer Schrift auf meinem rechten Handrücken steht. Sie ist noch ganz deutlich zu lesen. Ich halte eigentlich immer, was ich verspreche, egal, ob es mich freut oder nicht.

Eine Frau war am Apparat. Ich wußte erst überhaupt nicht, was ich sagen sollte. Die ganze Aktion kam mir plötzlich total schwachsinnig vor. Wieso rede ich mit einer wildfremden Therapie-Tussi, und was soll ich ihr überhaupt erzählen? Doch sie hatte eine sanfte, sympathische Stimme und schien es nicht weiter seltsam zu finden, daß ich kaum etwas herausbrachte.

Sie stellte mir Fragen nach meiner „Familiensituation". Erst wollte ich nicht antworten, sagte ihr dann aber doch einiges von der Beziehungskiste meiner Eltern, nicht aber von Mamas Trinkerei. Sie hörte aufmerksam zu und hakte manchmal nach, wenn ihr eine Sache nicht klar war. Und schließlich fragte sie mich ganz cool und geradeheraus, ob ich Selbstmordgedanken hätte.

Darauf war ich nicht vorbereitet. Einen Augenblick lang stand ich im Flur, sagte keinen Ton und war drauf und dran, den Hörer aufzulegen. Wie kommt sie darauf? dachte ich, und: Ich brauche nur einzuhängen, sie hat keinen Schimmer, wer ich bin und von wo aus ich anrufe, es ist ganz allein meine Entscheidung, ob ich mich weiter auf dieses Gespräch einlasse oder nicht …

„Wollen Sie meine Frage nicht beantworten?"

Warum nicht? dachte ich. Wahrscheinlich rufen Tag und Nacht ganze Legionen von Schülern diese Nummer an und sagen, daß sie sich umbringen wollen. Für diese Frau ist das der Alltag. Ich bin kein Ausnahmefall. Erst kürzlich habe ich gelesen, daß Selbstmord die zweithäufigste Todesursache bei Menschen im Alter von fünfzehn bis fünfundzwanzig Jahren ist.

Sie reagierte auch ganz gelassen, als ich es zugab, versuchte nicht, es mir auszureden oder mich davon zu überzeugen, daß das Leben wunderbar und einmalig und lebenswert ist und daß wir kein Recht haben, es wegzuwerfen. Sie moralisierte nicht und kam mir auch nicht auf die religiöse Tour. Statt dessen fragte sie, ob ich schon konkrete Vorstellungen hätte, wie ich „es machen" will. Darauf gab ich keine Antwort.

Dann wollte sie noch wissen, was mir an meinem Leben so unerträglich scheint, daß ich es wegwerfen möchte. Die Frage war nicht leicht zu beantworten. Ich versuchte mein Gefühl von Sinnlosigkeit zu beschreiben, die Erfahrung, daß alles, was ich tue, entweder nichts bringt oder sich sogar gegen mich wendet. Noch schwieriger fand ich es, ihr zu erklären, daß ich mich total allein fühle, ohne einen Menschen oder einen Ort, wo ich geborgen bin.

Doch die Frau am Telefon behauptete, sie wüßte, was ich meine. „Ja“, sagte sie, „das kann ich gut verstehen.“

Das glaubte ich ihr nicht. Woher sollte sie wissen, wie mir zumute ist? In mein Schweigen hinein fragte sie, ob ich bereit wäre, ein Gespräch mit einem Psychologen zu führen.

Obwohl ich durch Lisa auf diesen Vorschlag vorbereitet war, zögerte ich. Ein Telefongespräch, bei dem man jederzeit auflegen kann und mehr oder weniger anonym bleibt, ist eine andere Sache, als jemandem leibhaftig gegenüberzusitzen.

„Ich weiß nicht“, sagte ich. Nein, ich weiß wirklich nicht, ob ich das will.

„Ich könnte Ihnen vielleicht für morgen einen Termin bei einem Kollegen geben. Warten Sie bitte, ich sehe mal nach.“

Wieder hätte ich am liebsten aufgelegt, doch das wäre mir mies vorgekommen. Die Frau war freundlich und gab sich Mühe mit mir, obwohl die Unterhaltung total zäh verlief und obwohl ich so eine lahme Ente bin. Es dauerte auch nur ein paar Minuten, da war sie wieder am Apparat und sagte, ich könnte um halb drei zu ihnen in die Mannhardtstraße kommen und mich bei einem Peter Möller melden.

„Und falls es Ihnen schlechter geht und Sie Hilfe brauchen, können Sie jederzeit wieder bei uns anrufen“, sagte sie noch. „Wir sind auch nachts erreichbar. In der Nacht sieht ja immer alles besonders schwarz aus.“

Das stimmt. Doch ich rufe nicht wieder an, obwohl ich in dieser Nacht echt nicht weiter weiß. Ich komme mir vor wie der Geist eines Menschen, der im Leben schwere Schuld auf sich geladen hat und fortan keine Ruhe mehr findet. Was soll ich machen? Soll ich morgen in die Mannhardtstraße tapern und diesem Peter Möller die Story meines Lebens erzählen? Wozu? Es kommt mir wieder einmal absolut sinnlos vor, der Gipfel der Sinnlosigkeit, denn es würde nichts ändern, überhaupt nichts.

Ich blättere das Buch *Mit der S-Bahn wandern* durch und suche nach einem Ort, wo ich meine Ruhe habe und keiner mich stört. Ich will nicht vorzeitig gefunden und in irgendein Krankenhaus geschleift werden, will nicht, daß man mich ins Leben zurück zwingt, ohne mich zu fragen.

Als nächstes sehe ich mir die Fahrzeiten an, die ich gestern auf dem Bahnhof notiert habe. Soll ich die zehn Haltestellen mit der S-Bahn bis zum Mooshammer Forst fahren oder um sieben Uhr einundzwanzig in den Zug nach Westerland steigen? Dazu müßte ich allerdings ein paar Sachen packen – Schlüpfer und ein frisches T-Shirt, einen Pulli und eine Zahnbürste. Wieso ist es eigentlich wichtig, daß meine Zähne geputzt sind, wenn ich aus diesem Leben verschwinde?

Dann fällt mir ein, daß ich Geld von der Bank holen müßte, wenn ich nach Sylt fahren will. Es liegt auf einem Sparbuch. Morgen ist Freitag. Die Banken öffnen erst um neun. Also erwische ich den Zug nicht mehr.

Bleibt nur der Mooshammer Forst. Es sei denn, ich fahre erst am Samstag nach Sylt. Ich weiß, ich muß bald fort, ich kann diese Entscheidung nicht mehr lange hinauszögern, denn vielleicht kommt Mama schon am Samstag oder Montag aus der Klinik zurück, und dann fühle ich mich wieder verantwortlich für sie und schaffe es vielleicht nicht, sie allein zurückzulassen.

Ich denke an all die dunklen, riesigen Bäume, die endlosen Pfade im Forst. Eigentlich mag ich da nicht hin. Die Vorstellung, am Meer zu sterben und vom Wasser fortgetragen zu werden, ist viel schöner. Doch irgendwie habe ich auch nicht die Energie, zu packen und alles zu erledigen, was für die Fahrt nach Sylt nötig wäre.

Ich bin so müde. Trotzdem kann ich nicht schlafen. Ich versuche es; ich lege mich aufs Bett und schließe die Augen. Sofort kommen jede Menge Bilder. Es ist, als würde jemand einen Horrorfilm vor mir abspulen und mich zwingen, ihn anzusehen.

Ich sehe Mama betrunken auf dem Boden im Schlafzimmer liegen, sehe Großmutter kurz vor ihrem Tod im Krankenhaus, sehe Poster von Affen und Katzen und Hunden mit Drähten, die aus ihren Köpfen herausragen, die Mäuler gewaltsam mit Klammern aufgesperrt, die Augen voll verständnisloser, verzweifelter Qual – Erinnerungen an eine Demo gegen Tierversuche.

Szenen aus einem Filmbericht über Schlachttiertransporte tauchen vor mir auf – die wunden Nasen von Pferden und Rindern hinter den Gittern von Güterzügen, ihre Leiber gnadenlos zusammengepfercht, in den Tiergesichtern Hunger und Durst, Schmerz und unendliche Angst. Ich sehe Fische voller Krebsgeschwüre, Menschen in der dritten Welt, zum Skelett abgemagert, in der Dürre nach Wasser suchend, vor Feinden fliehend …

Irgendwo in meinem Gehirn muß eine Kammer sein, die all das speichert, all dieses Grauen, das Elend. Jederzeit können sich ihre Türen öffnen und den inneren Blick auf diese Schreckensbilder freigeben.

Ich stehe wieder auf und gehe ins Wohnzimmer, schalte

den Fernseher ein, um die Erinnerungen durch andere Bilder zu vertreiben. Auf den Kabelkanälen laufen primitive Sexfilme und schwachsinnige amerikanische Serien mit Schauspielern, die wie Schaufensterpuppen aussehen. Die ARD bringt einen Bericht über das Sterben der Wale, die gefangen und abgeschlachtet werden, obwohl es Gesetze zu ihrem Schutz gibt.

Ich schalte von einem Programm zum anderen. Ein alter Film in Schwarzweiß: Zwei Frauen sind gerade dabei, einen Mann in einer Badewanne zu ertränken. Im ZDF behauptet ein feister Politmacker, daß Kernkraft eine umweltfreundliche Energie sei, auch wenn man noch nicht so genau wüßte, wohin mit den hochgiftigen Plutonium-Abfällen; und daß das vermehrte Auftreten von Blutkrebs vor allem bei Kindern, wie es in der Nähe von Kernkraftwerken beobachtet wird, erst noch näher untersucht werden müßte. Dabei glubscht er ernst und verantwortungsbewußt hinter seiner goldgeränderten Brille hervor. Keiner fragt ihn, ob er bereit wäre, mit seiner Frau und seinen Kindern in der Nachbarschaft eines Atommeilers zu wohnen.

Ich schalte ab, sitze noch eine Weile auf dem Sofa und denke mit seltsamer Genugtuung, daß ich recht habe, daß diese Welt von vorn bis hinten nur beschissen ist und daß es sich nicht lohnt, darin zu leben.

Wieder wandere ich durch die Wohnung: Küche, Flur, mein Zimmer, Bad, Wohnzimmer. Ich sehne mich nach Ruhe und weiß doch nicht, wo und wie ich sie finden soll. Großmutter hätte mich jetzt wohl mit einem Glas heißer Milch mit Honig ins Bett gesteckt, sich zu mir gesetzt und meine Hand gehalten, bis ich eingeschlafen wäre. Großmutter …

Ich lande erneut in der Küche und öffne die Kühlschranktür. Da steht noch eine einsame Packung H-Milch. Ich stelle einen Topf auf die Herdplatte, gieße die Milch hinein, gebe einen Eßlöffel Honig dazu und warte.

Eigentlich bräuchte ich ja nur eine von Mamas Beruhigungspillen zu nehmen. Doch seltsamerweise habe ich eine Abneigung gegen dieses Zeug. Irgendwie kommt es mir abartig vor, so etwas zu schlucken. Verrückt – ich wäre bereit, über hundert Stück davon einzuwerfen, nicht aber eine einzelne.

Die Milch hat eine Haut. Ich schöpfe sie ab und trinke einen Becher voll, so heiß, daß ich mir fast die Zunge verbrenne. Dann lege ich mich ins Bett.

Noch immer habe ich keine Entscheidung gefällt. Es ist, als würde ich an einer Wegkreuzung stehen. Ich kann nach links gehen oder nach rechts. Wenn ich mich aus diesem Leben davonmache, bin ich dann nicht wie Mama, wie Bingo?

Menschen wie Großmutter oder Lisa würden den anderen Weg wählen und sich durchbeißen, durchstiefeln durch den Schlamassel und darauf vertrauen, daß nach der Dunkelheit irgendwann die Dämmerung kommt und dann das Licht des Tages.

Der Spruch von Sylvies schwedischer Mutter fällt mir wieder ein: *Det är mörkast före skymningen.* Er zieht wieder und wieder durch meinen Sinn, tröstlich und einlullend wie eine Melodie. Ich spüre noch, wie ein Ruck durch meinen Körper geht. Dann falle ich in Schlaf.

23

Ich träume von Terry. Er ist verschwunden, und ich suche ihn überall, in der ganzen Stadt. Meine größte Angst ist, daß ihn ein Tierfänger mitgenommen und in ein Versuchslabor gebracht hat. Im Traum weiß ich, ich könnte mit dieser Vorstellung, daß Terry irgendwo in einem Labor gefoltert wird, nicht weiterleben. Also suche ich ihn verzweifelt in den Straßen, in dunklen Passagen, unter Brücken, stehe am Ufer eines Flusses und schaue, ob sein kleiner Körper irgendwo auf dem Grund des Wassers liegt.

Auch am Dom komme ich vorbei. Die Glocken läuten, und eine Menschenmenge strömt aus dem Portal. Ich frage eine Frau, ob sie Terry gesehen hat, doch sie tut, als wäre ich nicht vorhanden, sieht durch mich hindurch und geht wortlos vorbei.

Schließlich erreiche ich den Bahnhof. Auch hier ist alles voller Menschen, doch keiner sieht mich an. Es ist ein ganz spezielles Gefühl von Einsamkeit, das mich da unter den vielen Leuten überkommt. Auch Bingo ist da. Ich sehe, wie er aus einem Zug steigt, und rufe nach ihm, aber meine Stimme ist viel zu schwach, und er hört mich nicht.

Dann folgt ein zweiter Traum. Terry ist wieder bei mir, ich habe ihn gefunden. Wir rennen über eine Wiese, auf der lauter Blumen blühen, ein unübersehbares Feld von blauen und roten Blüten. Im Hintergrund rauscht das Meer. Ich laufe schwerelos, meine Füße berühren die Gräser und Blumen kaum. Terrys Ohren flattern, und er bellt, wie er es immer getan hat, wenn er aufgeregt und voller Freude war. Über uns singen die Vögel, und der Wind braust. Die Wellen schlagen gegen den Strand. Ganz deutlich spüre ich, daß ich ein Teil von allem bin, daß wir zusammengehören: ich und Terry und die Wiese, das Meer, die Vögel, der Himmel und die Erde. Und ich weiß, wenn ich ein Teil von all dem bin, wenn nichts getrennt ist von mir, kann mir auch nichts passieren, und alles ist gut.

Mit diesem Gefühl wache ich auf. Mir ist friedlich zumute. Die Nacht ist längst vorbei; die Sonne scheint durchs Fenster, es ist schon fast zehn.

Als ich unter der Dusche stehe, klingelt das Telefon. Erst will ich nicht hingehen, laufe dann aber doch in den Flur. Es ist mein Vater. Er sagt, Mama hätte sich jetzt doch entschlossen, in der Klinik zu bleiben und eine Entziehungskur zu machen.

„Sie wird lange weg sein", sagt er. „Ich rechne mit mindestens zwei Monaten. Kommst du allein zurecht?" Und dann, ohne eine Antwort abzuwarten: „Besuch sie doch bald mal. Ich glaube, sie wartet auf dich."

„Warst du bei ihr?" frage ich.

„Nein, ich habe mit einem der Ärzte telefoniert. Ein Doktor Merkel. Sehr vernünftiger Mann."

„Und?" sage ich. „Besuchst *du* sie?"

Er zögert. „Also, im Moment bin ich voll im Streß. Sie haben mir ein neues Gebiet aufs Auge gedrückt, verstehst du, ich weiß kaum, wo mir der Kopf steht, und ..."

Ich unterbreche ihn. „Schon recht, gib dir keine Mühe. Alles klar." Und ich lege auf, ehe er noch etwas sagen kann.

Fünf Minuten später klingelt das Telefon wieder. Diesmal lasse ich es läuten. Ich bin sauer auf meinen Vater, obwohl es ja immer das gleiche mit ihm ist. Trotzdem ist mir leichter. Ich bin die Angst los, wie es mit Mama weitergehen soll, und zugleich auch den Zeitdruck, der mir so im Nacken gesessen hat.

Jetzt ist alles ein Stück einfacher. Wie hat Lisa gesagt? „Es ändert sich." Ja, ein kleiner Teil des Knotens hat sich gelöst, unerwartet und wie von selbst.

Ich gehe weder zur Bank, noch kaufe ich Fahrkarten oder packe die Zahnbürste in meinen Rucksack. Statt dessen putze ich die Küche. Sie sieht furchtbar aus. Dann stecke ich Jeans und Sweatshirts in die Waschmaschine und hänge sie auf den Balkon zum Trocknen. Schließlich wasche ich mir noch die Haare. Als ich mit allem fertig bin, ist es Zeit, ins Stadtzentrum zu fahren.

Auf dem zehnminütigen Fußweg zwischen der Haltestelle Domplatz und der Mannhardtstraße überlege ich unentwegt, ob ich umkehren soll. Nur der Gedanke, daß ich nicht kneifen will, hält mich davon ab.

Ich beruhige mich damit, daß ich mir den Verein ja mal ansehen kann, daß ich kein zweitesmal hinzugehen brauche, daß mich keiner zu etwas überreden kann, was ich nicht selbst will.

Es ist ein Gefühl wie vor einem Zahnarztbesuch, nur schlimmer. Wahrscheinlich deshalb, weil ich keine Ahnung habe, was da auf mich zukommt. Eine Art Seelen-Striptease vermutlich.

Nummer vierzehn ist ein altes Gebäude mit hohen Fenstern, Stuckverzierungen und gekacheltem Treppenhaus. Es riecht nach Bohnerwachs und frischer Farbe. Die Tür zum *Anker* ist blau gestrichen. Ein Kranz aus Trockenblumen hängt daran und ein Schild mit der Aufschrift *Hax'n abkratz'n.*

Folgsam streife ich meine Schuhe auf der Fußmatte ab, beiße die Zähne zusammen und klingle. Ein Türöffner summt. Schon bin ich im Flur – irgendwie geht mir das alles viel zu schnell. Die Wände sind voll mit seltsamen Bildern, sehr bunt und naiv wie Kindermalereien.

Minutenlang stehe ich auf dem Kokosläufer und warte. Kein Mensch kommt. Es riecht nach Kaffee. Ich sehe auf die Uhr und denke: Wenn in genau acht Minuten keiner aufgetaucht ist, haue ich wieder ab.

Nach sieben Minuten öffnet sich eine der blauen Türen, und ein Typ mit zerknitterter Leinenhose und bunter Weste über einem langen Hemd erscheint. Er hat dichtes, dunkles Haar, einen Bart und ein Gesicht wie ein sorgenvoller Teddybär.

„Hallo", sagt er und hält mir die Hand hin. „Ich bin Peter Möller. Und du bist die Danny, nehme ich an?"

Er duzt mich einfach, aber das stört mich nicht weiter. „Dagny", verbessere ich.

„Ach so, entschuldige. Hast du skandinavische Vorfahren?"

Daß er weiß, woher mein Name kommt, gefällt mir. Das passiert selten. Ich schüttle den Kopf und folge ihm in einen schmalen Raum mit einer Fenstertür. Sie ist geöffnet. Dahinter sehe ich einen kleinen Balkon, der von Grünpflanzen förmlich überquillt. Die Wände sind vollgestellt mit Bücherregalen. Sonst gibt es nur zwei Sessel und einen Tisch, der mit Ordnern und Zeitschriften beladen ist.

Eine Weile sitzen wir uns gegenüber und sehen uns schweigend an. Mir ist furchtbar unbehaglich. Ich möchte nichts lieber als aufstehen und verschwinden, aber dafür ist es jetzt zu spät.

Schließlich tut Peter Möller den Mund auf und sagt: „Ich find's mutig, daß du gekommen bist. Ungefähr sechzig Prozent aller Leute, die übers Telefon einen Termin bei uns bekommen, tauchen nie hier auf."

Ich erwidere, das könnte ich verstehen. „Ich wollte auch umkehren. Auf dem ganzen Weg hierher."

Sein sorgenvolles Gesicht verzieht sich zu einem Lächeln. „Aber du hast es nicht getan. Du bist nicht geflüchtet. Das ist es, was zählt." Ziemlich übergangslos fügt er hinzu: „Meine Kollegin hat mir gesagt, daß du an Selbstmord denkst. Ist das nur so eine vage Idee, Schluß zu machen, wenn du keinen Bock mehr hast? Oder hast du konkrete Vorstellungen?"

Ich denke an den Mooshammer Forst, an Sylt. Sind das konkrete Vorstellungen?

„Ich glaube schon", sage ich. „Ich meine ... Ich habe Pläne gemacht ..."

„Pläne, wie du es durchziehen könntest?"

„Ja."

„Und welche Methode stellst du dir da vor?" Es klingt ganz sachlich, so, als würden wir über meine Berufsaussichten reden. „Vom Dach eines Hochhauses springen? Dir die Pulsadern aufschneiden? Tabletten schlucken?"

„Tabletten", sage ich zögernd. „Oder ... ins Wasser gehen."

Wieder schweigen wir, doch die Stille ist nicht mehr so ätzend wie vorher. „Und warst du schon mal kurz davor, es zu tun?"

Ich nicke, und er fragt: „Was hat dich abgehalten?"

6 10282-6

„Ich dachte, ich müßte mindestens vierundzwanzig Stunden allein in der Wohnung sein. Und ich war nicht sicher, ob nicht plötzlich mein Vater auftaucht, oder meine Schwester.“

„Wie lange ist das her?“

„Ein paar Tage“, sage ich.

Peter Möller will wissen, wie die Tabletten heißen, die ich schlucken wollte. Mir fällt der Name nicht ein, aber ich erwidere, es wären Beruhigungsmittel.

„Wie viele Eumel sind es denn? Und woher hast du sie?“

Eumel, sagt er. Das gefällt mir. Es klingt irgendwie witzig in diesem Zusammenhang. Ich antworte, daß es über hundert Stück sind. Die zweite Frage überhöre ich. Ich will meine Mutter da nicht hineinziehen.

Er wiederholt seine Frage nicht. Sein Gesicht wirkt noch sorgenvoller als vorher. Ich kann mir vorstellen, daß jeden Tag eine Menge Leute zu ihm kommen und ihm die Ohren volljammern. Wie hält er das bloß aus?

Dann soll ich erzählen, warum ich nicht mehr leben will. In mir sträubt sich alles. Die Vorstellung, diesen Berg von Gefühlen und Erlebnissen, der sich in so vielen Monaten und Jahren angesammelt hat, in Worte fassen und einigermaßen verständlich und geordnet wiedergeben zu müssen, macht mich schlagartig todmüde. Es ist ja nicht nur ein einzelnes, einschneidendes Ereignis, das zu dem Punkt geführt hat, an dem ich heute stehe. Es ist eine Kette von kleineren und größeren Begebenheiten, die sich über lange Zeit wie Teile eines Puzzles zusammengefügt haben.

Am liebsten würde ich mich auf dem Teppich zusammenrollen und schlafen. Stumm sitze ich da. „Was ist?“ fragt er nach einer Weile.

„Ich bin müde“, sage ich. „Ich möchte eigentlich nur meine Ruhe. Es ist alles so sinnlos. Ich hab’ keine Ahnung, warum ich eigentlich hier bin.“

Peter Möller nickt. Dann bittet er mich, ihm zu erklären, woher mein Lebensüberdruß kommt. „Lebensüberdruß“ – das ist ein seltsames Wort. Und was ich mit dem Begriff „sinnlos“ verbinde. Ob ich mir etwas vorstellen könnte, was meinem Leben einen Sinn geben würde. Ob ich überhaupt an einen Sinn glaube, und wenn ja, wie er aussieht?

Das ist furchtbar schwierig. Was ist der Sinn des Lebens? Ich weiß es nicht. Vielleicht für jeden etwas anderes. Für meinen Vater und Angie besteht er vermutlich darin, Spaß zu haben und es sich gutgehen zu lassen. Menschen wie Kit finden vielleicht ihren Sinn darin, erfolgreich und beliebt zu sein. Bingo dagegen – für ihn gibt es wohl keinen Sinn im Leben. Auch für Mama nicht. Womöglich ist es das, was sie in die Sucht treibt.

Das alles sage ich, wie es mir gerade durch den Kopf geht. Peter Möller hört aufmerksam zu, nickt ein paarmal, unterbricht mich aber nicht. Als ich schweige, fragt er: „Und du? Wie ist das mit dir?“

„Keine Ahnung“, antworte ich. „Ich weiß nur, daß es für mich nicht der Sinn des Lebens sein kann, mich immer bloß durchbeißen zu müssen, wo alles so schwer und mühsam ist, und keinen zu haben, zu dem ich gehöre und dem ich wichtig bin. Immer nur mit diesem miesen schwarzen Gefühl da drinnen herumzulaufen.“ Ich deute auf meine Brust. „Außerdem finde ich unsere Welt sowieso total beschissen.“

„Was gefällt dir nicht daran?“

„Alles“, sage ich. Und ich rede von Umweltzerstörung

und Tierversuchen, von der Gewalt, die tagtäglich abläuft, und komme mir dumm dabei vor, weil es so abgedroschen klingt.

„Okay, wenn dich das so stört, warum kämpfst du nicht dagegen?"

Das ist eine gute Frage. Ich merke, daß ich rot werde.

„Du könntest zum Beispiel bei Greenpeace oder beim WWF mitarbeiten. Oder bei einer Tierschutzorganisation. Gäbe das nicht einen Sinn?"

Ich antworte nicht, denke aber, daß er recht hat. Im Grunde warte ich immer nur darauf, daß jemand auf mich zukommt und mich aus meinem Loch herausholt; ich sitze einfach nur da und jammere über mein Schicksal und alles, was mir an dieser Welt stinkt, statt aufzustehen und selbst etwas zu tun.

Wieder tritt eine Gesprächspause ein. Dann fragt Peter Möller nach meinen Eltern. Eigentlich habe ich keinen Bock, über sie zu reden.

„Wir haben die Erfahrung gemacht, daß Selbstmordabsichten bei Jugendlichen immer auch mit Problemen in der Familie zu tun haben", erklärt er. „Deshalb hilft es, wenn die Eltern und Geschwister gelegentlich bei einem Gespräch dabei sind. Glaubst du, deine Eltern und deine Schwester wären mal bereit, mit dir hierherzukommen?"

Irgendwie reizt mich diese Vorstellung zum Lachen. „Nein", sage ich. „Mama ist ... sie ist zur Zeit im Krankenhaus. Mein Vater käme bestimmt nie mit, und wenn, dann würde es auch nichts bringen. Er scheut Probleme wie der Teufel das Weihwasser. Und Angie – die würde nur kichern und alles total beknackt finden."

„Bist du da so sicher?"

„Ja“, antworte ich. „Ziemlich.“

„Und warum ist deine Mutter im Krankenhaus?“

Es widerstrebt mir, zu erzählen, daß Mama trinkt. Doch jetzt habe ich schon so viel gesagt, da kommt es wohl darauf auch nicht mehr an.

Zuerst will ich einfach nur ganz kurz und mit einem Satz erklären, daß sie Alkoholprobleme hat, aber dann sprudelt plötzlich alles aus mir heraus – die ganze Geschichte von Mamas Trinkerei, meine Versuche, ihr zu helfen, die von vorn bis hinten in die Hosen gegangen sind, ihr Vorwurf, ich hätte sie verraten.

Seltsamerweise tut es gut, das loszuwerden, nachdem ich es so lange mit mir herumgetragen habe. Und Peter Möller ist ein guter Zuhörer. Er unterbricht mich nicht, und ich merke, daß er sich für das interessiert, was ich sage.

Er steigt jedoch nicht näher darauf ein, denn die Zeit ist fast um. Plötzlich sieht er auf seine Armbanduhr und sagt: „In fünf Minuten müssen wir für heute abbrechen. Wenn's dir in den nächsten Tagen dreckig gehen sollte, kannst du mich jederzeit anrufen, auch privat.“

Ich bekomme einen Zettel mit seiner Nummer. „Ich hoffe, du magst wiederkommen“, sagt er. „Am Montag nachmittag um vier hätte ich noch einen Termin frei. Wäre das okay für dich?“

„Ja“, sage ich, ohne lange zu überlegen. „Aber was kostet das alles?“

„Wir werden von der Stadt bezahlt. Wie lange noch, weiß keiner, aber im Augenblick läuft der Laden. Also mach dir deswegen keine Sorgen.“

Ich will schon aufstehen, doch er hält mich zurück. „Wir haben noch genau vier Minuten, Dagny. Hoffentlich hast du den Nerv, dir ein Märchen anzuhören, das mir gerade eingefallen ist. Dann möchte ich dir eine Art Hausaufgabe mit auf den Weg geben."

Allmächtiger, denke ich, was kommt jetzt? Sind wir hier im Kindergarten, oder was? Und er fängt meinen Blick auf, lächelt und sagt: „Die Geschichte handelt von einer Prinzessin, wie sich das gehört. Sie war jung und schön und hatte einen Liebsten, der ganz plötzlich krank wurde und starb. Da zog sie sich in ihr Zimmer zurück und wollte nicht mehr schlafen und nicht mehr essen. Sie wurde immer dünner, bis sie schließlich so leicht war wie eine Reiherfeder. Der König und die Königin und der Hofstaat machten sich große Sorgen um sie, konnten aber nichts tun. Da kam eines Tages ein zerlumpter alter Mann aufs Schloß und bat, bei der Prinzessin vorgelassen zu werden. ‚Ich denke, ich kann ihr helfen', sagte er."

Peter Möller stockt. Ich frage mich, worauf er mit dieser komischen Story hinauswill. Irgendwo klingelt ein Telefon. Verkehrslärm dringt durch die Balkontür herein, doch mir ist, als wäre ich hier auf einer Insel.

„Der König und die Königin, die alles versuchen wollten, das Leben ihrer Tochter zu retten, brachten den Alten ins Zimmer der Prinzessin. Dort blieb er eine Weile, und keiner konnte hören, was er sagte. Doch wenige Stunden nachdem er fortgegangen war, erschien die Prinzessin. Sie aß und trank und lächelte wieder. Alle fragten, was der zerlumpte Alte ihr denn für ein Wundermittel gegeben hätte. ‚Ich habe nur einen Rat von ihm bekommen', erwiderte die Prinzessin. ‚Er hat gesagt, ich sollte all die Dinge aufschreiben, die mein Herz höher schlagen lassen.'"

Die Türklingel schrillt. Peter Möller steht auf und gibt

mir die Hand. „Genau das ist deine Hausaufgabe, Dagny“, sagt er. „Such dir einen Platz, wo du ungestört bist, nimm ein Blatt Papier und schreib alles auf, was dein Herz höher schlagen läßt.“

24

Ich schlafe tief und fest in dieser Nacht. Als ich morgens aufwache, weiß ich, daß ich jede Menge geträumt habe, erinnere mich aber nicht mehr, was es war.

Vormittags fällt ein Brief von der Schule durch den Briefkastenschlitz in der Tür. Er ist an meinen Vater gerichtet. Am liebsten würde ich ihn ungelesen in die Mülltonne werfen. Dann öffne ich ihn aber doch. Natürlich geht es um mein „unentschuldigtes Fernbleiben vom Unterricht".

Inzwischen bin ich nicht mehr so sicher, daß ich damit durchkomme, wenn ich behaupte, das ärztliche Attest wäre auf dem Postweg verlorengegangen. Wahrscheinlich werden sie von mir verlangen, daß ich ein neues bringe. Es sind noch genau zwei Wochen bis zu den Sommerferien. Ich habe keinen Bock, vorher noch einmal in der Schule aufzutauchen.

Andererseits – wenn ich es nicht tue, brauche ich wohl überhaupt nie wieder hinzugehen.

Während ich Kaffee trinke und über das Gespräch im *Anker* nachdenke, wird die Wohnungstür aufgeschlossen, und Angie erscheint. Sie ist verdächtig freundlich, setzt sich zu mir und erzählt allerhand Stories von Charlie und ihrer Clique. Sie hat jetzt eine grüne Strähne im Haar. Es sieht ganz witzig aus.

„Charlie hat sich ein Motorrad gekauft", sagt sie. „Ein echt heißer Ofen – per Leasing, weißt du. Ende Juli wollen wir über die Alpen brettern, nach Italien. Dazu brauch' ich natürlich eine Motorradkluft. Die Freundin von Charlies Kumpel würde mir ihre verkaufen, kaum getragen und aus schwarzem Leder. Echt geil, sag' ich dir."

Ich ahne, was jetzt kommt. Natürlich hat Angie kein Geld. Das hat sie ja nie. „Kannst du mir fünfhundert Eier leihen?" fragt sie. „Nur bis September, bis ich meine erste Kohle im *Sax* kriege. Dann geb' ich's dir sofort zurück. Sogar mit Zinsen, wenn's dir dann leichter fällt, dich von deinem Zaster zu trennen."

Was ich von Angies Beteuerungen, daß ich das Geld bald wiederbekomme, zu halten habe, weiß ich. Sie nimmt es nicht so genau mit dem, was sie verspricht. „Geh zu Paps", sage ich. „Den hast du ja noch immer weichgeklopft, wenn du was von ihm wolltest. Ich brauche mein Geld selbst."

„*Du?*" fragt sie und mustert mich total überrascht, den Kopf schiefgelegt wie ein Kakadu. Ja, jetzt sieht sie nicht länger wie ein Waldkauz aus, sondern wie ein Kakadu. Das macht die grüne Strähne über der Stirn. „Wozu brauchst du es denn?" So, als wäre ich ein Grufti im Altersheim, der nur noch im Rollstuhl herumsitzt und sein Erspartes nicht mehr aufbrauchen kann.

„Für dieses und jenes", sage ich kühl. „Weißt du das von Mama schon?"

Angie nickt geistesabwesend. Offenbar ist sie noch immer mit ihren Finanzen beschäftigt. „Paps sagt, er kann jetzt nichts rüberwachsen lassen. Er kauft eine Eigentumswohnung, zusammen mit seiner neuen Tussi. Er sagt, er muß sowieso abartig viel Schulden bei der Bank machen. Außerdem hat er ja auch noch die Miete für diesen Bunker hier am Hals. Er meint, Mama und du, ihr könntet in eine kleinere Wohnung ziehen."

Seltsam, was man so nebenher alles erfährt. Die Nachrichten lassen mich kalt. Zu retten ist in unserer Familie sowieso nichts mehr. Da finde ich es schon besser, wenn in nächster Zeit ein klarer Trennungsstrich gezogen wird.

Als Angie kapiert hat, daß sie die fünfhundert Mark von mir nicht bekommt, verliert sie auch das Interesse an meiner Gesellschaft.

Sie läßt ihre Kaffeetasse noch halb voll auf dem Tisch stehen und sagt: „Okay, dann bleib mal in einsamer Größe auf deinem Geldsack sitzen, alter Raffzahn. Ich hau' jetzt wieder ab, hab's eilig."

„Wirst du Mama besuchen?" rufe ich ihr nach.

„Keine Ahnung. Mal sehen."

Kaum ist Angie fort, ruft Lisa an und fragt, ob ich mit ihr und Lollipop zum Baden fahre. „Meine Mutter leiht uns ihr Auto", sagt sie. „Wir wollten zum Buchsee und anschließend in einen Biergarten, wo sie galaktische Brathähnchen haben."

Vielleicht würde ich ja mitkommen, wenn Lollipop nicht dabei wäre. Er geht mir auf den Sender mit seinem feisten, selbstzufriedenen Gesicht und seiner dümmlichen Anmache.

„Danke", sage ich. „Ich hab' heute schon was vor."

„Und morgen? Magst du morgen mit mir zum Flohmarkt gehen?"

„Vielleicht. Ich weiß noch nicht. Laß uns vorher noch mal telefonieren, ja?"

„In Ordnung. Wie geht's dir denn so?"

„Einigermaßen. Könnte schlimmer sein." Das stimmt sogar.

Nachdem ich aufgelegt habe, stelle ich die Telefonklingel

leiser und setze mich mit einem Block und einem Kugelschreiber auf den Balkon. Ein Baum steht davor; sein Laub verdeckt die graue Mauer des Nachbarhauses. Irgendwo in der Ferne, vielleicht in Frau Breidenbachs Garten, singt ein Vogel.

Ich weiß, das ist etwas, was auf meine Liste gehört. Die Liste von den Dingen, die mein Herz höher schlagen lassen: der Gesang von Vögeln.

Ich schreibe es oben auf das Blatt. Als nächstes fällt mir „Frühlingsluft" ein. Dann: „Das Rauschen des Meeres, wenn die Wellen gegen den Strand schlagen."

In kurzer Zeit habe ich die ganze Seite vollgeschrieben. Ich bin selbst erstaunt, wieviel mir einfällt. Da steht:

Spielende Hunde / Don McLeans *Vincent* / Bilder von Manet / Bingos Blick / das Foto von Großmutter und Terry im Garten / schöne Omaklamotten billig auf dem Flohmarkt finden / das Lied *Morning Has Broken* von Cat Stevens / Briefe von Sylvie / das Raunen des Windes in den Baumwipfeln / eine Sommerwiese voller Wildblumen / Pferde, die frei und ungebunden über Koppeln laufen / das Adagio aus Mozarts Klarinettenkonzert in A-Dur / Harzgeruch / eine schnurrende Katze / Schlüsselblumen am Bachufer / Menschen, die mir zulächeln / der Geschmack von frisch gebackenem Brot / Wasser, wenn ich durstig bin / Lerchen, die über Feldern singen / mein altes Bilderbuch *Etwas von den Wurzelkindern*, das noch aus Großmutters Kinderzeit stammt / Zitroneneis mit Sahne / das Gefühl von warmem Moorwasser auf der Haut / Kirschen frisch vom Baum pflükken und essen / das Gefühl beim Fliegen, wenn das Flugzeug startet und abhebt …

Und das ist noch lange nicht alles. Immer wieder fällt mir etwas ein; ich brauche nicht mehr zu überlegen. Dabei spüre ich, wie gut es mir tut, an alles zu denken, was ich am Leben mag.

So fühlt sich vielleicht ein Vogel, der seine Flügel ausbreitet, nachdem er lange Zeit geduckt im Käfig gesessen hat und kaum noch wußte, daß er fliegen kann.

25

„Wunderbar, Dagny!“ sagt Peter Möller, und sein sorgenvolles Teddygesicht hellt sich auf. „Wenn ich das lese, schlägt *mein* Herz höher.“

Ich habe die Liste mitgebracht. Sie besteht inzwischen aus zwei vollgeschriebenen Seiten. Irgendwie bin ich stolz darauf, obwohl das natürlich albern ist.

Er lächelt mich an und gibt mir die Blätter zurück. „Mir scheint, du bist ein Natur-Freak“, sagt er. „Ich auch. Das macht es einem nicht gerade leicht, in dieser Betonwüste zu leben, wie?“

„Nicht besonders“, gebe ich zu.

„Hast du schon Pläne für die Sommerferien?“

Ich schüttle den Kopf „Ich könnte wieder bei Herdinger jobben.“

Doch die Vorstellung, an heißen Sommertagen von früh bis abends wie ein Maulwurf im Lager oder in der Registratur zu wühlen, gehört nicht gerade zu den Dingen, die mein Herz höher schlagen lassen. Auch Peter Möller macht ein skeptisches Gesicht.

„Das reißt mich nicht direkt vom Hocker. Es gibt doch auch Ferienjobs auf dem Land“, meint er. „Bei einem Bio-Bauern vielleicht, oder in einem Tierheim. Sieh mal im *Schwarzen Brett* nach, da stehen öfter Anzeigen von Leuten, die Aushilfsarbeiten anbieten.“

Er sagt auch, daß ich besser aussehe. „Deine Augen sind klarer. Wie war's am Wochenende? Was hast du gemacht?“

„Nicht viel. Meistens bin ich zu Hause gesessen“, antwortete ich. „Nur gestern nicht. Da war ich zwei Stunden auf dem Flohmarkt – mit einer … einer Freundin.“

„Keine Gedanken an Selbstmord?“

Ich überlege. Nein, daran habe ich in den letzten beiden Tagen tatsächlich nicht gedacht. Auch nachts nicht. Ich schüttle den Kopf und erzähle dann, was ich von Angie erfahren habe – daß mein Vater eine Wohnung kaufen will, zusammen mit seiner Freundin.

„Wie ist das für dich?“ fragt er. „Hast du Probleme damit, daß deine Eltern sich trennen werden?“

Er scheint mich zu verstehen, als ich ihm erkläre, daß es meiner Meinung nach besser so ist – viel besser als der endlose Streß und das dumpfe Schweigen zwischen ihnen.

„Wenn Mama aus der Entziehungskur kommt, soll sie neu anfangen können – in einer anderen Wohnung, vielleicht auch mit einem neuen Job. Hoffentlich geht sie dann auch zu den Anonymen Alkoholikern.“

Peter Möller nickt. „Das wird man ihr sicher in der Klinik nahelegen. Die Selbsthilfegruppen sind eine wichtige Unterstützung, wenn es darum geht, wieder Fuß zu fassen und trocken zu bleiben. Jedenfalls ist es verhängnisvoll, wenn Suchtkranke in die alte Situation zurückkehren, die sie nicht bewältigen konnten. Wirst du sie in der Klinik besuchen?“

Ich zögere. „Sicher, schon. Aber nicht sofort. Nächste Woche vielleicht. Ich brauche noch ein bißchen Abstand.“

„Geh erst, wenn du das wirklich willst. Zwing dich nicht dazu“, rät er mir.

Dann kommen wir auf die Schule zu sprechen. Ich erzähle, daß ich schon seit eineinhalb Wochen nicht dort aufgetaucht bin und auch nicht mehr hingehen will, weil ich kein Attest habe.

Eigentlich wollte ich nichts davon sagen. Doch Peter Möller ist jemand, mit dem ich über alles reden kann. Er versucht nicht, mich zu etwas zu überreden, macht mir auch keine Vorhaltungen. Wie kommt es, daß ich das Gefühl habe, ihm wichtig zu sein und ihm vertrauen zu können, obwohl wir erst knapp achtzig Minuten miteinander verbracht haben? Eines Tages werde ich ihm auch von Großmutter erzählen – und von Bingo.

„Willst du denn weiter auf die Schule gehen? Möchtest du das Abi machen?“ fragt er.

„Vielleicht“, sage ich. „Ich weiß es nicht. Echt, im Moment hab' ich keinen Schimmer.“

„Dann solltest du dir aber wegen so einem blödsinnigen Attest nicht die Möglichkeit zur Entscheidung verbauen“, meint er. „Immerhin könnte es ja sein, daß du nach den Sommerferien weitermachen möchtest.“

Er legt die Stirn in Falten und fügt dann hinzu: „Eine Kollegin hier im *Anker* kennt eure Schulpsychologin, glaube ich. Wart mal ein paar Minuten, ich bin gleich wieder hier.“

Erst jetzt sehe ich, daß hinter seinem Stuhl ein Plakat hängt, auf dem steht: „Stell dir vor, es ist Krieg, und keiner geht hin.“ Zugleich denke ich, wie seltsam es ist, daß ich plötzlich nicht mehr alles allein bewältigen muß, daß es einen Menschen gibt, dem meine Probleme nicht gleichgültig sind.

Nach fünf Minuten kommt Peter Möller zurück. Er sagt, seine Kollegin hätte versprochen, unsere Schulpsychologin anzurufen und die Sache in Ordnung zu bringen. Ich wußte gar nicht, daß wir eine Schulpsychologin haben.

„Mach dir keine Sorgen, daß Einzelheiten über deine Situation in der Schule breitgetreten werden", versichert er. „Es genügt, wenn die von der Schulleitung wissen, daß du Probleme hast und von uns betreut wirst. Wär's okay für dich, übermorgen wieder hinzugehen? Bis dahin dürfte alles geregelt sein."

Übermorgen, das ist Mittwoch. Dann bleiben sowieso nur noch sieben Schultage bis zu den Sommerferien. Ich nikke. Eigentlich dachte ich, daß mir das mit der Penne ziemlich egal wäre, aber jetzt bin ich doch irgendwie erleichtert.

Peter Möller will wissen, ob ich inzwischen über die Frage nachgedacht habe, was für mich der Sinn des Lebens sein könnte. Vielleicht meint er, durch die Liste, die auf meinem Schoß liegt, hätte sich etwas verändert oder geklärt.

„Nein", sage ich. „Nachgedacht habe ich eigentlich nicht darüber. Aber ... glauben Sie, das, was ich da aufgeschrieben habe, könnte etwas mit dem Sinn des Lebens zu tun haben?"

„Vielleicht. Ich denke schon, daß es da Zusammenhänge gibt, Dagny. Du wirst es herausfinden, da bin ich sicher."

„Und Sie? Was ist für Sie der Sinn des Lebens?"

Unsere Blicke treffen sich. Er lächelt. „Jetzt wirfst du den Ball zurück, wie? Ja, du, das ist eine der schwierigsten Fragen überhaupt. Für mich liegt der Sinn im Lernen. Sich verändern und in der Zeitspanne, die uns gegeben ist, ein Stück vollkommener werden. Lernen, liebevoller mit sich und andern umzugehen, nicht nur mit den Menschen, auch mit den Tieren und der Natur; begreifen, daß wir ein Teil von allem sind. Und ganz im Augenblick zu leben, mit all unseren Sinnen, ohne ständig an gestern oder morgen zu denken. Das haben wir einmal gekonnt, aber es ist uns aberzogen worden, und wir müssen uns immer wieder daran erinnern. Eigentlich ist jeder Tag ein einziger Lernprozeß, dem man sich stellen kann oder nicht."

„Das klingt mühsam", sage ich.

„Wenn man darunter die Art des Lernens versteht, die wir aus unserer Erziehung und unserem Schulsystem kennen, sicher", gibt er zu. „Aber es kann schön sein, ständig neue Erfahrungen zu machen, alte Verhaltensweisen abzulegen, die unsere Lebensfreude hemmen. Lernen bedeutet ja nicht, sich mühselig etwas einzutrichtern. Eigentlich sollte es eine spielerische Erweiterung unseres Erfahrungsschatzes sein. Kinder haben noch Spaß daran, mit sich und der Welt Erfahrungen zu machen. Das ist eher die Form des Lernens, die ich meine. Natürlich kann so ein Lernprozeß auch mühsam und schmerzhaft sein. All das macht eben unser Leben aus – Freude und Schmerz, und immer wieder Veränderung und Neues."

Vielleicht muß er das so sehen, weil er sonst den Berg von Problemen nicht aushalten würde, der ihm täglich übergestülpt wird. Vielleicht hilft es ihm ja, die Schwierigkeiten, mit denen Menschen kämpfen, als eine Art Lernprogramm zu betrachten. Und möglicherweise hat er damit sogar recht. Ich will darüber nachdenken. In letzter Zeit bekomme ich jede Menge Stoff zum Nachdenken geliefert.

Wir verabreden uns für Freitag nachmittag. Ich bin froh, daß ich wieder herkommen darf. Dieser Termin ist etwas, woran ich mich halten kann, ein fester Punkt in all dem Chaos.

Auf dem Heimweg kaufe ich mir an einem Zeitungskiosk ein *Schwarzes Brett*. Das ist eine Zeitschrift voller Kleinanzeigen, die wöchentlich erscheint. Man findet darin so ziemlich alles: Trödel und Kinderwagen, Wellensittiche, Spiegelschränke und Autos. Es gibt einen Heiratsmarkt und Bekanntschaftsanzeigen, Literaturtreffs, Nummern für Telefonsex, Mietwohnungen, Billigflüge und Kartenleger, die einem die Zukunft weissagen wollen. Zwei Seiten sind voll mit Anzeigen von Leuten, die Jobs suchen; und etwas kürzer ist der Teil mit den Stellenangeboten.

Es ist schwül in der Stadt, aber ich mag noch nicht nach Hause fahren. Im Schatten eines weißen Schirms setze ich mich vor ein Eiscafé, esse Zitroneneis mit Sahne und lese die Stellenangebote.

Die Ferienjobs sind dünn gesät. Jemand sucht einen kräftigen Mann für Gartenarbeit. Ein Reitstall im Osten der Stadt braucht eine Sommerhilfe für die Stallarbeit. Ich kreuze die Anzeige an, denn ich liebe Pferde. Eine Baumschule sucht Azubis und Aushilfskräfte für die Anlage und Pflege von Gärten, Gräbern und öffentlichen Grünflächen. Auch das kreuze ich an.

Mein Eis schmilzt schneller, als ich es essen kann. Nicht weit von der Eisdiele steht ein Straßenmusiker vor einem Schaufenster und spielt *Plaisir d'amour* auf seiner Flöte. Ich höre ihm zu und denke, daß auch das auf meine Liste gehört.

Schon will ich die Zeitung wieder zusammenfalten und in den Rucksack stecken, da merke ich, daß es noch eine halbe Seite mit Stellenangeboten gibt. Dort finde ich die Anzeige. Es ist die vorletzte.

Dog-, Cat-, Hen- and House-Sitter Wanted! steht da. *Wer liebt Tiere und das Landleben und mag sich im August ge-*

gen ein Taschengeld und freies Wohnen um mein Getier und mein Häuschen kümmern? Eine Telefonnummer mit Vorwahl ist dabei.

Ich kriege Herzklopfen. Kaum kann ich es erwarten, bis die Bedienung kommt und abkassiert. Ich bitte sie um Kleingeld zum Telefonieren. Dann renne ich zur nächsten Telefonzelle.

Das *Schwarze Brett* ist schon seit letzten Freitag im Handel. Heute ist Montag. Hoffentlich komme ich nicht zu spät.

26

Die Fahrt geht durch ein Industriegebiet, dann durch Vororte mit Siedlungshäusern, Villen und Gärten. Es wird immer grüner. In der Ferne sieht man schon die Berge, ihre Umrisse verschwommen im bläulichen Dunst. Ein See taucht zwischen Waldstücken auf, Bauernhöfe, Kühe auf der Weide. Dabei bin ich erst vor einer halben Stunde im Stadtzentrum losgefahren.

Die S-Bahn düst in adlerartigem Tempo um die Kurven. Seltsam, daß man die Geschwindigkeit hier stärker empfindet als in einem Intercity. Die meisten Fahrgäste sind schon ausgestiegen. Ich sehe auf die Tafel über der Tür. Noch zwei Stationen bis zur Endhaltestelle.

Die Türen öffnen sich. Drei ältere Frauen und ein Mann steigen mit mir aus. Einen Bahnhof gibt es nicht, nur eine Sperre und einen Fahrkartenautomaten. Ich bin ziemlich nervös, schon seit einer Viertelstunde. Es riecht nach Mist und Heu und Kuhstall. Schwalben sitzen auf Telefondrähten und zwitschern. Ein Traktor kommt angetuckert.

Zögernd gehe ich durch die Sperre und bleibe dann am Straßenrand stehen. Hinter dem Traktor taucht ein alter VW Käfer auf, hellblau und ziemlich verbeult. Ich halte mich am Schulterriemen meines Rucksacks fest.

Der VW hält neben mir, und das Gesicht einer Frau erscheint im offenen Wagenfenster. Braungebrannt, mit vollen Wangen und dunklen Augen unter einem windzerzausten Schwall rotgefärbter Haare.

„Hallo!“ Ihre Stimme, sanft und dunkel, kenne ich schon vom Telefon. „Dagny Ebner?“

Ich nicke. Sie öffnet den Wagenschlag, steigt aus und drückt mir fest die Hand. Ihre Figur ist rundlich unter dem Overall aus Jeansstoff und dem fleckigen T-Shirt. Strohhalme hängen in ihren Haaren.

„Entschuldige, daß ich hier auftauche wie Kohlhiesels Tochter“, sagt sie. „Aber ich hab' gerade den Hühnerstall ausgemistet und hatte keine Zeit mehr, zu duschen und mich umzuziehen.“

Sie lacht mich an. Ihre Zähne sind sehr weiß, aber etwas schief. Ihr Lachen gefällt mir. Wir steigen ein. Ich setze mich neben sie und stelle meine Füße auf ein Stemmeisen, einen Hammer, eine Packung Katzenfutter und eine Tüte, in der etwas herumkollert.

Wir fahren einen Hügelweg hinauf und kommen an einer Kirche und einer ländlichen Kneipe mit Kastaniengarten und Maibaum vorbei. Die Wagenfenster sind heruntergekurbelt, und der von Stallgerüchen gewürzte Fahrtwind bläst unsere Haare in alle Richtungen. Für ein paar Sekunden schließe ich die Augen, bis Frau Segers mir den Lebensmittelladen zeigt.

„Man kriegt da so ziemlich alles, was man braucht“, sagt sie. „Einen Bäcker haben wir auch. Aber Discos oder Kinos gibt's hier nicht. Die jungen Leute fahren alle in die nächste Kreisstadt, wenn sie was erleben wollen.“

Ich erkläre, daß ich weder Kino noch eine Disco brauche, und merke, wie sie mir einen Seitenblick zuwirft. „Hab's mir fast gedacht“, meint sie. „Einen Führerschein haben Sie wohl noch nicht?“

„Nein. Ich bin erst siebzehn.“

„Macht nichts. In meinem Schuppen stehen zwei Fahrräder. Mit dem Rad ist man in zehn Minuten im Dorf und in einer Viertelstunde an einem kleinen Badesee. Und die S-Bahn fährt im Vierzig-Minuten-Takt.“

Schon liegt das Dorf hinter uns. Wir holpern über eine Forststraße, die an einem Bach entlang und durch einen Wald führt. Ein düsteres, windschiefes Gebäude steht wie ein Hexenhaus unter dunklen Tannen im Graben zwischen Straße und Bach. Plötzlich öffnet sich der Wald, und vor uns tut sich eine andere, besonnte Welt auf.

Ich komme mir vor wie Pechmarie, die in den Brunnen fällt und sich auf dessen Grund in einem schönen, heiteren Land wiederfindet: Kuhweiden im Licht, blühende Hänge, eine Koppel, von Hecken umfriedet, auf der zwei Haflinger Pferde grasen, Baumgruppen unter dicken Wolken.

„Schön!“ sage ich leise.

Jetzt biegen wir nach links auf einen Feldweg ab, der sich zwischen Wiesen und Bäumen zu einem Haus schlängelt. Das Haus ist klein und ganz aus Holz, mit winzigen Fenstern unter einem tiefgezogenen Dach. Überall ranken Pflanzen und überziehen die Wände mit Blättern und Blüten – Efeu, Rosen, Wilder Wein, Clematis, Geißblatt. Es sieht aus, als wäre das Haus ein schlafendes Tier mit grünem Fell.

Wieder ist mir, als wäre ich in einem von Großmutters Märchen gelandet: der Obstgarten ums Haus mit den knorrigen Bäumen, die Federbettwolken, die den Giebel zu berühren scheinen, und auf dem gepflasterten Weg zur Haustür ein Hund und eine graue Katze, friedlich nebeneinander wie Brüderchen und Schwesterchen; das alles hat etwas Unwirkliches.

Sie kommen uns entgegen, als wir aussteigen – die Katze langsam, den Schwanz hoch erhoben, der Hund mit freudigen Sprüngen. Seine Ohren fliegen, er bellt und jault und springt an Frau Segers hoch, bis sie in die Hocke geht und ihn umarmt und streichelt. Jetzt ist auch die Katze da und reibt den Kopf an ihrem Knie. Ich stehe dabei und frage mich, ob ich das alles vielleicht nur träume.

Die Erinnerung an Terry steigt wieder in mir auf, als der Hund auch zu mir kommt und mich durch sein Wuschelhaar ansieht. Ich strecke die Hand aus und warte, während er meine Handfläche beschnuppert. Seine Augen zwischen dem grauschwarzen Fell sind schimmernd und dunkel wie Kohle. Er hat lange Schlappohren. Ich liebe Hunde mit Schlappohren.

„Hallo“, sage ich halblaut. „Hallo, Kerlchen! Ist's okay, wenn ich dich streichle?“

Seine Stirn, seine Ohren sind weich und warm unter meinen Fingern. Auch die Katze ist jetzt da und streicht um mich herum.

Frau Segers, die lächelnd zusieht, stellt die beiden vor.

„Das sind Emily und Fuzzi“, sagt sie. „Emilys Junges lebt auch hier, ein Katerchen. Schnuckoletto ist gerade ein halbes Jahr alt.“

Drei Zwerghühner und ein bunter Hahn, die wie Kinderspielzeug aussehen, picken im Gras unter den Obstbäumen. Ich sitze mit einem Glas eisgekühltem Tee und einem Stück Rhabarberkuchen im Korbsessel vor dem Haus, während Frau Segers duscht und sich umzieht. Schnuckoletto ist aufgetaucht und hat sich ganz selbstverständlich auf meinem Schoß niedergelassen. Er ist grau mit weißen Pfötchen und hat eine rosarote Nase. Fuzzi sitzt neben meinem Sessel und wartet darauf, daß ich den Kuchen mit ihm teile. In den Blüten der Bechermalven brummen die Hummeln.

Ich komme mir vor wie auf einer Insel, fern von allem, was bisher mein Leben ausgemacht hat. Und ich will mir nicht wünschen, daß ich den Sommer hier verbringen kann, in diesem Haus, mit den Tieren; denn das wäre zu schön, um wahr zu sein. So etwas Gutes kann mir einfach nicht passieren.

Von Frau Segers weiß ich, daß sich jede Menge Leute auf ihre Anzeige gemeldet haben. Weshalb sollte sie ausgerechnet mich nehmen? Wahrscheinlich denkt sie, daß ich zu jung und deshalb unzuverlässig bin. Es ist besser, ich wünsche mir nichts, dann kann ich auch nicht enttäuscht werden.

Schließlich kommt sie durch die weißgestrichene Tür, die ins Wohnzimmer führt, und bringt mehr Kuchen mit. Schnuckoletto rollt sich auf den Rücken, streckt die Pfötchen in die Luft und gähnt wie ein kleiner Löwe.

„Ich sehe schon, Sie lieben Tiere“, sagt Frau Segers, während sie sich in den zweiten Korbsessel setzt. „Mir kann man da nicht so leicht etwas vormachen. Und den Tieren erst recht nicht. Es gibt Leute, die tun so, als wären sie tiernärrisch, um sich einzuschmeicheln, aber Fuzzi und Emily sind unbestechlich. Mit Menschen haben sie schon allerhand üble Erfahrungen gemacht. Sie kommen beide aus dem Tierheim. Sind Sie mit Tieren aufgewachsen, Dagny?“

Ich will mich nicht anpreisen. „Meine Großmutter hatte einen Terrier, mit dem ich viel zusammen war. Seitdem hab’ ich mir immer einen Hund gewünscht. Aber mein Vater ist allergisch gegen Tierhaare.“

Sie erzählt, wie sie Fuzzi vor zwei Jahren aus dem Tierheim geholt hat. „Dort haben sie ihn Fuzzi genannt, weil er total verwahrlost aufgegriffen wurde. Er war bis zum Skelett abgemagert und völlig verwurmt, hatte Flöhe und eine Augenkrankheit, und sein Fell sah aus wie Putzwolle."

Ich sehe den Hund an, den rundlichen Bauch, die munteren Augen, sein glänzendes Fell, und kann mir kaum vorstellen, daß es ihm einmal so schlechtgegangen sein soll.

Vielleicht ist es mit mir ähnlich. Vielleicht habe ich auch die schlimmste Wegstrecke hinter mir. Ich sage: „Das glaubt man nicht, wenn man ihn heute sieht."

„Trotzdem ist es nicht spurlos an ihm vorübergegangen. Wer weiß, was er alles durchgestanden hat. Nachts wache ich manchmal davon auf, daß er im Schlaf heult und winselt. Dann streichle ich ihn, bis er sich wieder beruhigt hat. Durch ihn weiß ich, daß auch Tiere Alpträume haben können."

Frau Segers arbeitet im Tierschutz. „Bei den Tierversuchsgegnern", sagt sie. „Aber erst seit ungefähr zwei Jahren. Seit ich dieses Anwesen gekauft habe. Vorher hab' ich in der Stadt gelebt."

Sie ist total offen. In dieser Stunde erfahre ich eine Menge über sie, von ihrer unglücklichen Ehe, aus der sie sich zwanzig Jahre nicht lösen konnte, bis sie krank wurde und begriff, daß es höchste Zeit war, ihr Leben zu ändern.

Auch das ist schwer zu glauben, wenn man ihr volles, braungebranntes Gesicht sieht, ihre strahlenden Augen, die so voller Energie und Lebensfreude sind. Vielleicht war auch sie noch vor zwei Jahren eine Elendsgestalt wie Fuzzi. Es stimmt also – alles ändert sich. Nur muß man auch etwas dazutun; die Dinge regeln sich nicht von allein.

Hanna Segers erzählt mir, daß sie sich im August einen alten Traum erfüllen und mit Freunden eine Wanderung durchs schottische Hochland machen will.

„Aber ich fahre nur weg, wenn ich weiß, daß meine Tiere gut versorgt sind. Sonst hätte ich keine Ruhe."

Das verstehe ich. „Von all den Leuten, die sich bisher auf meine Anzeige gemeldet haben, hat mich keiner so recht überzeugt", erklärt sie und sieht lächelnd zu, wie ich Fuzzi ein Stück von meinem Kuchenboden gebe. „Irgendwie wurde ich das Gefühl nicht los, daß es den meisten nur um ein paar kostenlose Urlaubswochen geht. Aber es genügt ja nicht, den Tieren einfach nur ihr Futter hinzustellen. Sie brauchen Liebe und Fürsorge, jemanden, der auch merkt, wenn mal eines krank ist. Emily hat seit ihrer Zeit im Tierheim einen Katzenschnupfen, der behandelt werden muß, wenn er wieder schlimmer wird. Wir haben einen guten Tierarzt im Dorf, der auch ins Haus kommt, wenn es nötig ist. Und Fuzzi ist seine täglichen Spaziergänge gewöhnt."

Ich nicke und stelle mir vor, wie ich mit Fuzzi durch die Wiesen und Wälder streife, morgens, wenn noch alles taufeucht ist und die Vögel singen. Noch ehe ich etwas sagen kann, fügt Frau Segers hinzu: „Tiere haben genauso ihre Bedürfnisse wie Menschen. Es wird schwer genug für sie sein, wenn ich plötzlich verschwinde – ich kann ihnen ja nicht erklären, daß es nur für ein paar Wochen ist. Wenigstens können sie in ihrer vertrauten Umgebung bleiben. Und wenn jemand da ist, der sich gut um sie kümmert und liebevoll mit ihnen umgeht, würde ich mir keine Sorgen machen."

Sie sieht mir voll ins Gesicht. Ich erwidere ihren Blick.

„Ich würde schon gut auf sie aufpassen", sage ich. „Wenn

Sie mir genau erklären, was ich alles tun muß. Nur ... von Hühnern hab' ich echt keine Ahnung."

Hanna Segers lacht. „Die sind problemlos. Sie kriegen jeden Tag ihre Schüssel mit Körnern, frisches Wasser und ab und zu ein paar Küchenabfälle. Abends kraxeln sie durch das Loch in ihren Stall; dann muß das Türchen geschlossen werden, wegen der Marder. Und morgens läßt man sie wieder heraus. Alpträume haben sie keine – jedenfalls ist mir nichts davon bekannt."

Dann führt sie mich durchs Haus. Fuzzi, Emily und Schnuckoletto tapern hinter uns drein. In mir ist eine seltsam zitternde Freude, die ich kaum zulassen kann; das Gefühl, daß ich vielleicht endlich einmal Glück haben und diesen Job bekommen könnte.

Den ganzen August über hier zu sein, in diesem Haus mit den alten Möbeln und bunten Teppichen, den Sesseln mit den Rosenbezügen, der Küche, in der es nach frisch gebackenem Kuchen und Gewürzen riecht, mit dem blühenden Garten und den Obstbäumen, die lichten Schatten spenden, und vor allem mit den Tieren, die hier ihre Zuflucht gefunden haben – das wäre ein unvorstellbares Geschenk.

„Hätten Sie nicht Angst, so allein hier draußen zu wohnen?" fragt mich Frau Segers, während sie die Tür zu einer der Dachkammern öffnet.

Ich schüttle den Kopf. Angst ist ein Gefühl, das ich gut kenne, aber nicht vor Einbrechern oder Gespenstern oder vor den Geräuschen in einem einsamen Haus.

„Fuzzi ist doch da. Er ist sicher ein guter Wachhund."

„Ja. Er kann bellen wie ein Höllenhund. Außerdem sieht mein Haus wohl nicht so aus, als wäre hier viel zu holen."

Sie nimmt Schnuckoletto auf den Arm. Fuzzi wälzt sich auf dem Flickenteppich.

„Übrigens“, sagt sie, „können Sie auch jederzeit einen Freund oder eine Freundin hierher einladen, wenn Sie sich allein fühlen.“

Ich denke an Lisa, den Katzenfreak. Vielleicht könnte sie mich ja einmal hier besuchen, aber ohne Lollipop.

Eine der beiden Dachkammern dürfte ich bewohnen, je nachdem, welche mir besser gefällt. Beide haben ein winziges Giebelfenster und sehr schräge Wände. In einer liegt eine Matratze mit bunter Decke, in der anderen steht ein altes Messingbett, das ich wunderschön finde. Darüber hängt ein altmodisches Kitschbild, auf dem ein Engel zwei Kinder über eine Brücke führt. Der Engel trägt ein wallendes Gewand und hat einen schmachtenden Augenaufschlag.

„Es gibt Zeiten, in denen so ein Schutzengel ganz brauchbar ist“, sagt Hanna Segers und lächelt mir zu.

Später sitzen wir noch vor dem Haus und essen Kräuterquark mit selbstgebackenem Nußbrot. Die Hühner kommen und warten auf Brotkrümel. Ich denke, daß ich jetzt nicht hier wäre, in diesem kleinen Paradies, wenn ich vor einer Woche Mamas Tabletten geschluckt hätte.

Ich soll dreihundert Mark für den ganzen August kriegen. Das ist viel oder wenig, wie man es nimmt, aber ich würde diesen Job auch annehmen, wenn ich keinen Pfennig dafür bezahlt bekäme.

Die Sonne sickert durch das Laub des Kirschbaums und malt helle Kringel auf die Tischdecke und das Gras und auf Fuzzis Fell. Ich bin ganz daneben und muß aufpassen, daß ich nicht plötzlich zu heulen anfange, so verrückt ist das alles. Wie kann mir so etwas passieren? Ich bin doch ein alter Pechvogel, seit Jahren geht nur noch alles schief, was ich anpacke, und jetzt das …

„Was ist los? Willst du es dir noch überlegen?“ fragt Frau Segers, die ich Hanna nennen soll. Wir haben auch beschlossen, daß sie mich duzt.

Ich schüttle heftig den Kopf und schlucke. „Nein“, sage ich halblaut. „Da gibt es nichts zu überlegen.“

Hanna Segers fährt mich zur S-Bahn. Diesmal thront Fuzzi wie ein Großmufti auf dem Rücksitz des Wagens. Seine Ohren flattern im Fahrtwind. Alle Hühner und Schafe und Kühe und Pferde, an denen wir vorbeikommen, werden laut und entrüstet angebellt.

Wir vereinbaren, daß ich gleich am ersten Ferienwochenende komme. Dann hat Hanna noch zwei Tage Zeit, mir alles zu zeigen, und die Tiere können sich schon ein bißchen an mich gewöhnen. Freitag ist der letzte Schultag. Am Samstag besuche ich vielleicht noch Mama in der Klinik und packe meine Sachen, damit ich Sonntag morgen losfahren kann.

Die Sonne steht schon tief. Ich sitze in der S-Bahn, und die Sommerlandschaft gleitet an mir vorbei, eine rasch wechselnde Folge von Bildern: Wiesen und Täler, Höfe, Wälder und Wolken, Menschen, eine Brücke über einen Fluß, Schafe auf der Weide, eine Müllhalde, Wege und Straßen, die irgendwohin führen, dann Industrieanlagen – alles Teile eines unendlichen Ganzen. Doch ich sehe durch das Abteilfenster nur kleine Ausschnitte davon auftauchen, vorüberziehen, verschwinden. Von Augenblick zu Augenblick wechseln die Bilder des Lebens. Alles ändert sich, und nichts bleibt, wie es war.

Liebe Leserin,

die **Nummer gegen Kummer** gibt es wirklich. Kinder und Jugendliche können hier anrufen, wenn sie Hilfe brauchen – egal ob sie Liebeskummer haben oder mit sich selbst nicht klarkommen, ob sie Probleme in der Familie oder in der Schule haben oder ob sie – wie Dagny in diesem Buch – Selbstmordabsichten haben.

Alle, die die **Nummer gegen Kummer** wählen, können sicher sein, daß ihnen jemand aufmerksam zuhört und nichts von ihren Problemen weitersagt. Und sie erfahren auch etwas über andere Möglichkeiten der Hilfe.

Das Info-Telefon für Kinder und Jugendliche ist bundesweit kostenlos (!) unter der Nummer **0 13 08/1 11 03** zu erreichen, und zwar von **Montag bis Freitag** von **15.00 bis 19.00 Uhr**. In vielen größeren Städten gibt es örtliche Kinder- und Jugendtelefone, die meist unter der (zeittaktbefreiten) Rufnummer **1 11 03** zu erreichen sind.

Also: Wenn Du jemanden kennst, der oder die Sorgen hat, gib die Nummer weiter. Am anderen Ende der Leitung sitzt jemand, der die Probleme versteht.

offen & ehrlich

Eine Reihe
für Mädchen
ab 13

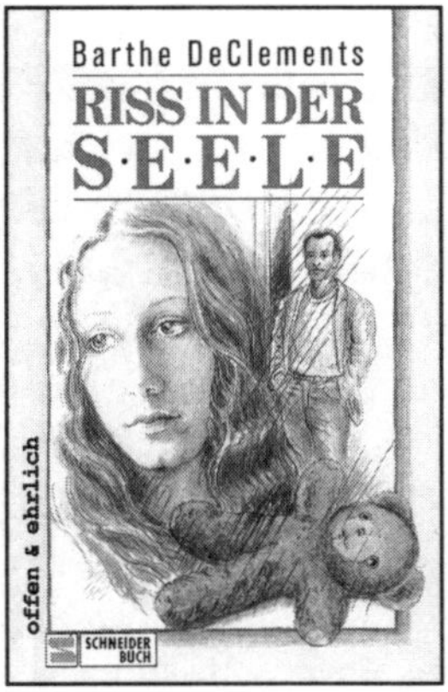

Barthe DeClements: Riß in der Seele
Stacy hat ein ernsthaftes Problem mit ihrem Vater

Sue Welford: Hunger nach Leben
Jasons Schwester Sarah ist magersüchtig

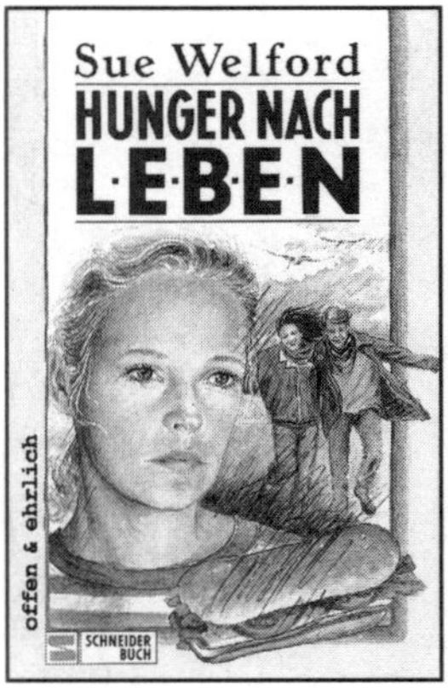

Irma Krauß: Bis unter die Haut
Daniele versucht krampfhaft, ihre Hautkrankheit zu verbergen

Gloria D. Miklowitz: Verfolgte Liebe
Michael weigert sich, Nicole gehen zu lassen

Irma Krauß: Ausgeklinkt
Bernhard wehrt sich gegen Fremdenhaß und Gewalt

Fran Arrick: Diagnose: positiv
Ellen erfährt, daß sie Aids hat

Ursula Isbel: Ich will nicht mehr
Dagny hat Selbstmordabsichten